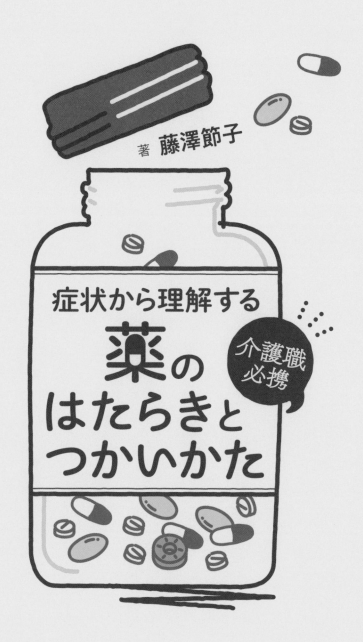

著 藤澤節子

症状から理解する
薬の
はたらきと
つかいかた

介護職
必携

中央法規

はじめに

　私は1994年から薬剤師として在宅ケアや施設ケアにかかわってきました。

　2000年には介護保険が始まり、介護や福祉の現場では、利用者中心のサービス提供を行う方向へと制度が変化していきました。

　超高齢社会のなかで在宅医療の重要性が叫ばれ、薬剤師としてケアマネとして薬局の店舗から、在宅に飛び出し、在宅医療の最前線で働くようになりました。この20数年間で随分と医療・介護は様変わりしたように感じます。

　そして、2020年、未曾有の事態ともいえる、新型コロナウイルス感染症（COVID-19）の爆発的な拡大によって、多くの生命が奪われました。COVID-19の蔓延によって、世界は大きな変化を余儀なくされています。2021年4月現在、この変化は現在進行形でさらにどのようになっていくか先が読めません。ただ、分かっているのは、最終的な制圧に向けて、PCR検査やCOVID-19の抗原・抗体検査の拡充、ワクチンの開発、そして治療薬の開発が必要だということです。

　言うまでもなく、今、求められているのは、すべて「薬」だということです。

　「薬」が種々の感染症から人類を守るのです。今後、どんなに世界が変化しても、変わらない事実だと思います。ですから、私たちは、薬の働きや使い方について、正しい知識をもっておくことが、今、まさに求められることではないかと思います。

　とりわけ、ネット社会のなかで多くの誤った情報が飛び交う現在、医療・福祉職がそれに惑わされないためにも、大切な知識です。

　私は2019年4月30日、平成最後の日に70歳の誕生日を迎えまし

た。戦後のベビーブームに生まれた団塊の世代です。

　これまで、20年以上にもわたって、高齢者の多岐にわたる身体の悩みの相談を受けてきました。「肩が、腰が、膝が痛い」「耳が聞こえにくい」「目が見えづらい」「物忘れがひどくなった」など、以前は、相談ごとに耳を傾け、悩みを想像しながら、わが事のように「薬」を含めて解決策を探ってきました。

　しかし、60歳を過ぎた頃からでしょうか。私自身も同じような悩みごとが増えてきました。「目が霞む」「肩が痛い」「夜眠れない」など、これまで聞いてきた悩みごとが、本当の意味でのわが事になりました。あの時のあの人は、まさにこんな苦しみだったのね……。別のあの方が言っていたのは、このことだったのね……。この年齢になって、高齢者の困りごとが身に染みて分かるようになりました。

　このような経験が本書を書くうえでの方向性を定めてくれました。今回、一番大切にしたのは、悩みごとを同じくし、共に歩むという考え方です。同じ悩みを抱えながら、それでも薬の力を正しく借りて、健康を維持し、その人らしく生きていくために……、そうした目線で本書を書き上げました。

　高齢者を支援するみなさんが、本書を読んで、薬の面白さを学ぶと同時に、高齢者に寄り添う姿勢も学んでいただければ、こんなに嬉しいことはありません。

2021年4月

藤澤節子

はじめに

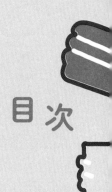

目次

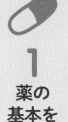

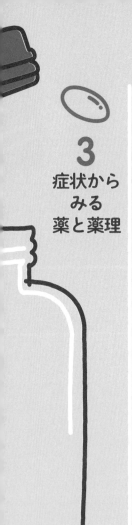

3

症状から
みる
薬と薬理

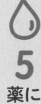

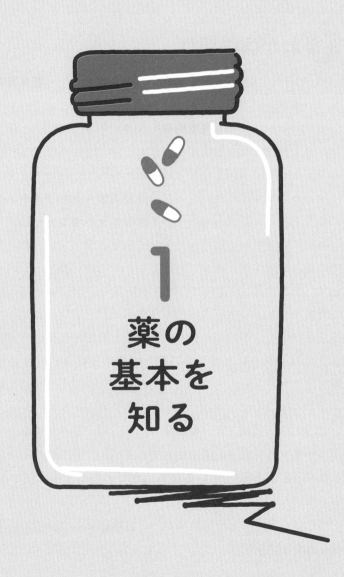

1

薬の
基本を
知る

1 高齢化社会と薬

わが国の現状

　わが国は、世界でも類を見ないほどのスピードで**超高齢社会**に突入しています。

　男女共に平均寿命（じゅみょう）も**健康寿命（じゅみょう）**も世界のトップ5に入ります。高齢になれば、医療や薬は健康を保つために必須となりますし、長寿社会のなかでそれだけ高齢者は薬と長く付き合うことになります。

　このような背景のわが国では、**予防医学**や**セルフメディケーション**の普及、近年、問題となっている**ポリファーマシー**の解決といった、薬にまつわる新しい事象が生まれてきています。時代の流れを押さえて、薬の最新知識を学ぶことが、これからの介護職には求められています。それは、2018年の介護保険制度の改正でサービス提供責任者の責務として「居宅介護支援事業者等に対し、指定訪問介護の提供に当たり把握した利用者の服薬状況、口腔（こうくう）機能その他の利用者の心身の状態及び生活の状況に係る必要な情報の提供を行うこと」が運営基準に位置付けられたことからも明らかです。現場で多くの情報を得ることができるのは、身近（みぢか）でケアを行う介護職だからです。

　ここでいう情報とは、薬に関していえば、薬が大量に余っていないか、一度に複数回分の薬を飲んでいないか、薬を飲むのをいやがっていないか、薬が余っているのに、また、新たに同じ薬を処方（しょほう）してもらっていないか等が考えられます。

　利用者の健康を見守るためには、**介護職として、薬の知識をもっておくことが大切です。**

❷ 介護職と薬

　住み慣れたところで最期まで安心、安全に暮らせるように、地域包括ケアが推進されています。高齢者の在宅での生活を支えているのは介護職ですが、医療面を支えているのは、医師や看護師、薬剤師等の医療職です。それに加えて、薬といえます。

　今まで介護のために訪問した利用者宅で、多くの薬をしまい込んでいたり、薬がきちんと服薬されていない状況を目の当たりにしたことはないでしょうか。介護職がかかわる高齢者は、病気の予防・治療、**日常生活動作（ADL）**を問題なく行うため、痛みの軽減や運動機能を維持・向上させるためなどに、医師から処方された薬や薬局で購入した薬を数多く服用しています。このことからも介護職が薬の効果を理解してケアを行うことは、服薬事故を防ぐことにつながります。また、薬の正しい使い方を学ぶことは、最小限の薬の量で、最大の効果を得て、**有害事象を未然に防ぐ**ことにもなります。

　薬は、病気を治し予防する優れた道具です。服薬支援も介護職の仕事となっている今、薬の内容を知らずに服薬介助を行うことは危険なことだと考えましょう。その薬の効果や服薬の目的を理解したうえで介護をするのと、ただ漫然と介護をするのとでは、**介護の質に大きな差が生まれてきます**。

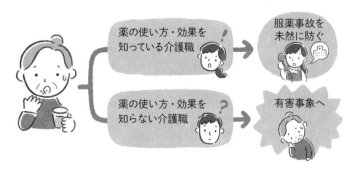

※1　運営基準＝指定居宅サービス等の事業の人員、設備及び運営に関する基準（平成11年厚生省令第37号）

2 医薬品とは

　薬とは、病気の診断や治療・予防に使用される化学物質で人の身体のシステムや働きに影響を与える**生命関連製品**です。

　薬は、効果や安全性、均一な品質等が高い水準で保証されています。また、薬の法律である薬機法^{※2}では、健康被害の発生の可能性の有無にかかわらず、異物等の混入、変質等があってはならないことを定めています。

　私たちにとって、薬は、あくまでも外部から入った異物です。保健衛生上のリスクを常に伴っていることを認識する必要があります。

コラム "薬"こぼれ話

　薬という字は、草かんむりに楽と書きますが、「病気を治し楽にする草」という意味から生まれたといわれています。草を病気の治療に活かすということは、私たちの祖先が長い年月の経験の積み重ねにより、知り得てきたことで、怪我や病気を治すために私たちの祖先は薬を探し求め、勇気をもってそれを試し、子孫に伝えてきました。日本では、江戸時代の外科医華岡青洲が薬草の配合によって全身麻酔である通仙散を作り、海外ではイギリス人のフレミングが青カビから抗菌薬であるペニシリンを発見し、東南アジアの熱帯雨林に自生し、伝統的にいろいろな病気の治療に使われてきた植物エキスがエイズの治療に使われるなど、多くの実体験の積み重ねのうえに、今の薬があるのです。草の根や木、木の皮を用いて体の回復を図ったのが始まりといわれる薬ですが、現在もさまざまな草、樹木、鉱物の恵みを私たちは受けているのです。

※2　薬機法＝医薬品、医療機器等の品質、有効性及び安全性の確保等に関する法律（昭和35年法律第145号）

3 薬の成り立ち

　太古の昔から、私たちは病気や怪我(けが)をした時に自然のなかの植物、鉱物等を試し、有益な自然物質、また害になる植物や鉱物を分類してきました。

　人類はこの長い歴史のなかで、常に病気(感染症(かんせんしょう))との戦いの連続であったといっても過言ではありません。古くは**天然痘**(てんねんとう)、ペスト、そして 1900 年代前半に大流行したスペイン風邪等も多くの人類の命を奪(うば)ってきました。その時々に、人類は英知によって多くの感染症(かんせんしょう)を克服し、終息させてきました。細菌の発見、ウイルス学の進歩等により、治療薬として**抗生物質**(こうせい)が作られ、予防薬として**ワクチン**等が開発されてきたのです。

　病気や怪我(けが)がなければ、薬は要りません。病気や怪我(けが)があるから、私たちはそれらを治すために、たくさんの薬を作ってきました。これまでの多くの研究を経(へ)て、病気や怪我(けが)を治すための化学物質である薬を確立してきたのです。

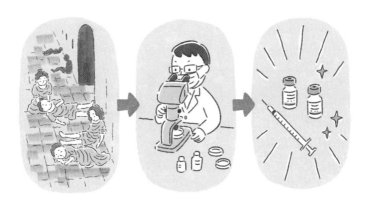

4 薬の効用

　私たちの**身体の働きは化学反応によって起こります**。このメカニズムでは、それぞれの臓器の細胞内にある**受容体**が刺激されて反応を起こします。その化学反応をスムーズに行うために触媒としての酵素が存在します。

　酵素にはたくさんの種類があり、その数はおよそ2000種といわれています。酵素は、特定の物質とだけ結合する形をもち、特定の形の鍵が、対となる受容体の鍵穴を見つけて**結合＝化学反応**を起こします。生体内では、この化学反応が膨大に起きていますが、その反応が混乱せずに整然と行われています。

　薬の作用も同じく、受容体の鍵穴に、鍵である薬が差し込まれて効果を現します（**作動薬**）。逆に鍵穴に鍵を差し込み、ほかの働きを抑えることで効果を現す場合もあります（**拮抗薬**）。

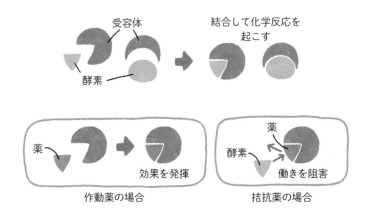

受容体

酵素

結合して化学反応を起こす

薬

効果を発揮

作動薬の場合

薬

酵素

働きを阻害

拮抗薬の場合

5 薬の一生

体内に取り込まれた薬は「**吸収**」→「**分布**」→「**代謝**」→「**排泄**」の経路を巡り一生を終えます。

① 吸収

身体に入った薬が血液やリンパ液中に移行することを**吸収**といいます。

口から入った薬は、食物と同じように食道・胃を通って**小腸**で吸収され**血液循環**に入ります。

高齢者の場合、加齢とともに各臓器の機能が低下していきます。胃や小腸の機能が低下した結果、消化吸収が悪くなり、そのため、消化管で吸収される薬の量が減少し、**吸収速度**も低下し薬が効くまでに時間がかかることがあります。

② 分布

血液に入った薬は約1分間で体内を循環します。薬が体内のそれぞれの臓器に送られることを**分布**といいます。

薬は血液中の血漿タンパク（**アルブミン**）というタンパク質と結合した**結合型**と、結合しない**遊離型**に分かれて分布します。薬の効果を現すのは遊離型ですが、高齢者の場合、アルブミンの低下によって、薬が遊離型になることが多くなり、効果の時間が長く強く現れやすい特徴があります。

❸ 代謝

　消化管から吸収された薬は、門脈を通って肝臓に送られます。消化管粘膜と肝臓で薬は異物として認識され、分解されたり、体内のほかの物質と結合するなどしてその作用を失い、やがて、体外へ排出されやすい水溶性の物質に変化します。これを代謝といいます。

　高齢者の場合は、肝臓の血流の低下、肝細胞の減少によって代謝能力が低下しており、薬の効果が強く出てしまうことがあります。

❹ 排泄

　代謝によって無毒化された物質や薬は、腎臓で尿となり体外に排泄されます。高齢者は腎機能も低下しているため、排泄も遅れ気味で、ろ過されずに身体に蓄積される場合もあります。腎機能を勘案しながら薬の用量を決めていく必要があります。

　また、排泄はほかに唾液・乳汁・汗・便からも行われます。

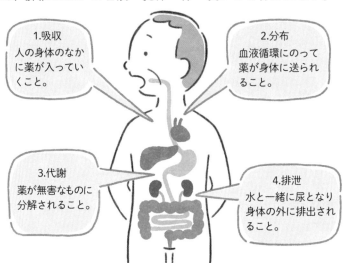

1.吸収
人の身体のなかに薬が入っていくこと。

2.分布
血液循環にのって薬が身体に送られること。

3.代謝
薬が無害なものに分解されること。

4.排泄
水と一緒に尿となり身体の外に排出されること。

※3　チトクロムP450（CYP）は薬物の代謝に関与する代表的な酵素です。そのなかでCYP3A4は現在、使用されている薬の50％以上の代謝に関与しています。最も重要な代謝酵素です。

6 薬の吸収経路

　薬の吸収方法にもいろいろあり、方法によって薬の容量・効果の出方、効果が得られるまでの速度が変わってきます。

　投与方法には、食物と同じように口から入る経口や注射、湿布・貼付・軟膏・スプレー等の皮膚を通して吸収する経皮、坐薬・腟薬・吸入のように経粘膜等があり、その経路はさまざまです。

　また、効果の出方は、用量・用法・年齢・体重・性別・人種・個体差・そのほかに病気をもっているか、脱水等の生体の状態・気象条件・心理的要因等によっても異なってきます。

　吸収方法は、主に次の3つです。

●経口

　主に小腸から取り込まれて、まず、門脈を通り肝臓に運ばれて、代謝されてから血液循環に入ります。肝臓に入り最初に代謝されることを**初回通過効果**といいます。初回通過効果ではかなり多くの量の薬が代謝され減っていきます。

●非経口（口腔粘膜、経皮、経粘膜、注射等）

　薬は肝臓を通らず血液循環に入り、代謝を受けずに全身に送られます。そのため、薬の効果は一番強くそして早く現れます。高齢者の使用には注意が必要です。

●目薬や軟膏

　目や皮膚などの局所で効果が現れるように吸収されます。

7 薬の剤形

　薬は**内服薬・外用薬・注射薬**に分類されます。

　剤形は、薬が安全に、少ない量で、最大の効果を現すために考えられました。化学物質である薬は、そのままの形では服薬しにくいために、飲みやすさ、人体への吸収等を考慮して剤形が決められています。

　内服薬は主に、消化管を通して小腸から吸収される種類が多く、**舌下錠**のように口の粘膜から吸収される薬もあります。

　外用薬は軟膏や貼付薬のように皮膚から吸収されるもの、点鼻薬のように鼻の粘膜から吸収されるもの、点眼薬のように目から直接吸収するものなどがあります。

　注射薬は、皮膚を通して直接体内に注入する無菌的に作られた溶液・懸濁液です。

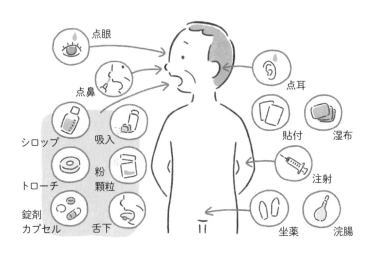

点眼　点鼻　シロップ　吸入　トローチ　粉顆粒　錠剤カプセル　舌下　点耳　貼付　湿布　注射　坐薬　浣腸

8 薬の副作用

　薬は諸刃の剣です。片方の刃で病気を治し、片方の刃で副作用を起こします。また、薬の効果は使用する目的によって決まります。

　主作用とは、病気を治したり、症状を緩和したりすることを目的とする作用のことです。

　副作用とは、目的以外の好ましくない作用のことです。例えば、痛み止めは服用するとまるでマジックのように痛みは止まりますが、副作用として胃粘膜を障害して胃痛や胃潰瘍を起こします。

　副作用を起こす原因として主に、3つのことが考えられます。

① 　病気を治すためにもっている主作用が強く現れてしまう。

② 　主作用以外の作用が出てしまう。

③ 　薬（成分）がアレルギー反応を起こして身体に合わない。

　副作用を避けるためには、決められた用量・用法を守ることです。勝手に用量・用法を調節するのは大変危険です。

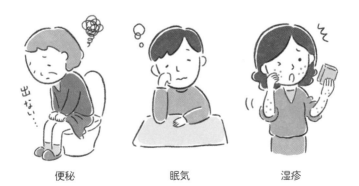

便秘　　　　　眠気　　　　　湿疹

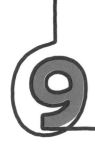

9 薬の相互作用

　相互作用とは、1つひとつの薬では問題がなくても、2種類以上の薬を使った場合に組み合わせによって影響が出ることをいいます。薬同士の組み合わせだけでなく、飲食物との相互作用によっても、同じように有害事象が起こることもあります。

　相互作用の出方は、薬の吸収・代謝・排泄の一連の流れのなかで起きる場合と作用部位で効果を変える力が加わることによる場合があります。

　また、相互作用は、お互いの薬の効果が作用し合って、効果が増強する場合と、逆に効果が抑えられて減弱する場合があります。

　当然、薬同士での相互作用に気をつけなければなりませんが、**薬と飲食物**の相互作用も把握しておきましょう。副作用も相互作用も、お薬情報の特記事項に書かれています。お薬情報から、薬効はもちろん、薬同士、飲食物との相互作用も確認しておきます。

表1-1　相互作用の例

飲食物	薬物	効果
グレープフルーツ	カルシウム拮抗薬（ニフェジピン）	増強
	脂質異常症治療薬（アトルバスタチン）	増強
	睡眠薬（トリアゾラム）	増強
クロレラ・緑黄色野菜・納豆（ビタミンK）	血栓防止薬（ワルファリン）	減弱
カフェイン	選択的セロトニン再取り込み阻害薬（抗うつ薬）（フルボキサミン）	増強
	ベンゾジアゼピン系薬（抗てんかん薬）（クロナゼパム）	減弱
	強心薬（アミノフィリン）	増強
牛乳	キノロン系抗菌薬（シプロフロキサシン）	減弱

10 医療用医薬品と一般用医薬品

薬は**医療用医薬品**と**一般用医薬品**に分類されます。

医療用医薬品とは、患者が医師の診察を受け、医師が診断し、適切な治療方針を決め処方される薬です。医師は患者の診断・治療にあたって、適切な薬を選び、患者の病気に合わせて、薬の内容、剤形、用量、用法を決定します。

一般用医薬品は、自分で薬局やドラッグストアに行き、自分で薬を選んで買います。薬の購入の責任は購入者にあり、症状が改善しない場合は改めて医療機関を受診します。

副作用が出た場合、一般用医薬品は、継続・中止も本人の判断ですが、**医療用医薬品は現場で、勝手に継続や中止を判断せず、専門家（医療職）の指示を仰ぎます。**

表1−2 一般用医薬品＝OTC医薬品

	取り扱い	対応する専門家	薬の例	リスク
〈要指導医薬品〉	対面かつ書面での情報提供となる。	薬剤師	点眼薬 アレルギー治療薬など	高
〈第1類医薬品〉	自由に手に取ることができない場所に置いてあり、薬剤師からの情報提供を受けないと購入できない。	薬剤師	一部のアレルギー治療薬 劇薬 むくみ改善薬など	高
〈第2類医薬品〉	薬剤師または登録販売者は、情報提供に努めなければならない。	薬剤師 登録販売者	主な風邪薬 解熱鎮痛薬など	中
〈第3類医薬品〉	薬剤師または登録販売者による情報提供についての義務はないが、疑問点などがあれば積極的に説明を受けられる。	薬剤師 登録販売者	主な整腸薬 ビタミン剤など	低

11 服薬介助の手順

❶ 服薬の現実と今後

　介護職は**医行為**が禁じられています。しかし、現在、高齢者の服薬は、介護職の服薬の見守りによって維持されている事例が数多くあります。

　平成17年7月26日に厚生労働省医政局長名で出された通知「医師法第17条、歯科医師法第17条及び保健師助産師看護師法第31条の解釈について」において、原則として**医行為**（医師、看護師等の免許を有さない者が業として行うことを禁止されている行為）ではないと考えられるものが明記されました。

　そのなかで服薬関連の解釈については、以下のとおり記されています。

> 　患者の状態が以下の3条件を満たしていることを医師、歯科医師又は看護職員が確認し、これらの免許を有しない者による医薬品の使用の介助ができることを本人又は家族に伝えている場合に、事前の本人又は家族の具体的な依頼に基づき、医師の処方を受け、あらかじめ薬袋等により患者ごとに区分し授与された医薬品について、医師又は歯科医師の処方及び薬剤師の服薬指導の上、看護職員の保健指導・助言を遵守した医薬品の使用を介助すること。具体的には、皮膚への軟膏の塗布（褥瘡の処置を除く。）、皮膚への湿布の貼付、点眼薬の点眼、一包化された内用薬の内服（舌下錠の使用も含む。）、肛門からの坐薬挿入又は鼻腔粘膜への薬剤噴霧を介助すること。

① 患者が入院・入所して治療する必要がなく容態が安定していること

② 副作用の危険性や投薬量の調整等のため、医師又は看護職員による連続的な容態の経過観察が必要である場合ではないこと

③ 内用薬については誤嚥（ごえん）の可能性、坐薬（ざやく）については肛門（こうもん）からの出血の可能性など、当該医薬品の使用の方法そのものについて専門的な配慮が必要な場合ではないこと

　従来は服薬の見守り程度だった介護職の役割が、今後は多様性を帯びることも予想されます。服薬介助をする際は事前に医師や薬剤師・看護師等に必ず確認します。また一定の知識を得るための研修・訓練は不可欠です。

コラム　一包化されていない薬の介助

　実際の在宅の現場では、PTP包装のまま調剤されていることが多く、利用者や家族から「一包化されていない薬」の服薬介助を依頼されることがあります。しかし、介護職が行えるのは、一包化された内用薬の内服（舌下錠（ぜっかじょう）含む）の介助です。一包化されていない薬の介助は行えないことを伝え、以下の手順を踏んで、一包化をすすめてください。

【薬の一包化の手順】

① 利用者の希望として薬局に一包化を依頼する。

② 医師に、薬局に対しての一包化の指示を出してもらう。

③ 処方箋（しょほうせん）の指示に基づいて、薬局で一包化してもらう。

❷ 服薬介助の実際

① 内服薬の介助

① 口腔内をぬらす

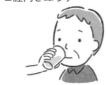

② 薬を片方にまとめる

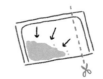

③ 開封し、口のなかへ

多い場合は
数回に分けて
服薬する

④ 薬をすすぐように飲み込む

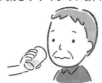

⑤ 袋のなかに薬が
　残っていないか確認

　高齢者の口腔内は乾いていることがあり、**服薬前に水で潤してもらいます**。コットンを水でぬらし、口腔内を潤すこともあります。コップ一杯の水を使って、薬が食道に留まらないようにして、薬をしっかり胃に流し入れます。1日の水分量が決められている人や嚥下障害のある人は、ラムネのように口のなかで溶ける**口腔内崩壊錠**に変更してもらいます。また、必要に応じて**オブラート**や**嚥下ゼリー**を使います。
　片麻痺のある高齢者には、服薬時に麻痺側の口を手で閉じてあげます。服薬後、麻痺側に薬が残っていないかを確認します。内服薬を服用する際の姿勢は、**座位かファーラー位（45度）**で行います。服用後もしばらく同じ姿勢を保ちます。

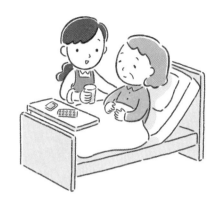
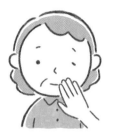

麻痺側を押さえる

② 点眼薬の介助

　石鹸と流水で手をよく洗います。寝た姿勢か、座位でゆっくり後ろに頭を傾けた姿勢で点眼します。2種類以上の点眼薬を使う場合は、**点眼の間隔を5分以上**あけてください。

　点眼後、まばたきをパチパチしないように注意します。下まぶたを軽く下に引いて、利用者には上を向いてもらい、下まぶたに点眼すると効果が上がります。

① 手を洗う
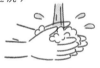

② 容器のキャップをはずす

　※ 懸濁液は　　ふってから使用

③ 目から離して点眼する

④ 目頭を押さえる

⑤ 5分以上間隔をあける
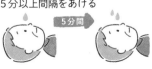

5分間

流れ出した薬液は副作用の原因となりますので、ティッシュまたはガーゼで軽く拭きます。

【副作用の例（緑内障の点眼薬）】

・点眼薬（てんがんやく）でまつげが長く濃くなる。

・眼（め）の周りが黒ずむ。

③ 坐薬（ざやく）の介助

　坐薬（ざやく）の挿入前に、排尿（はいにょう）と排便（はいべん）をすましてもらいます。石鹸（せっけん）と流水で手をよく洗います。

　利用者には左側を下にして**側臥位**（そくがい）になってもらいます。深呼吸をしながらリラックスしてもらいます。坐薬（ざやく）の挿入（そうにゅう）直後は、便意を催す（もよお）ことがありますが、できるだけ我慢をしてもらいます。指で坐薬（ざやく）を入れますが、指の**第一関節**まで入るようにします。

　抵抗感で、肛門（こうもん）が固くなっている時は坐薬の先を指などで温めて柔らかくするか、オイルを塗るとスムーズに挿入（そうにゅう）できます。坐薬（ざやく）が出てこないように紙で軽く押さえてください。

　坐薬（ざやく）が途中で出てきてしまったら、医療職と連携をとり適切な指示を受けましょう。坐薬（ざやく）には水溶性と油脂性があります。体温で溶ける（と）油脂性の坐薬（ざやく）は冷蔵庫保存となっています。

① 手を洗って坐薬を取り出す

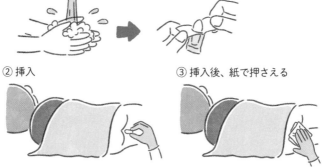

② 挿入　　　　　　　　③ 挿入後、紙で押さえる

④ 軟膏の塗布

石鹸と流水で手をよく洗います。

利用者の皮膚を清潔にします。その後、下図のような要領で軟膏・クリームを塗布します。重層法にはワセリンや亜鉛華軟膏を使います。

以上のような、基本的なルールを守りながら、服薬支援を行います。

① 単純塗布法

② 重層法

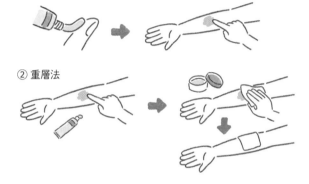

> **コラム　舌下錠**
>
> 狭心症の発作の時に飲むニトログリセリン（ニトロペン）は通常の内服薬とは異なり、舌下（舌の下）に入れて使います。薬は直接血液循環に入り、効果が早く、強く現れます。
>
> 心臓が痛い、胸が苦しいなどからはじまる狭心症の症状が出たら、まず舌の下に薬を1錠入れます。口が渇いているようならまず口を潤してから使います。5分経っても効果がない場合には、もう1錠追加できます。3錠まで使っても発作が治まらない場合は、医療職と連携をとりながら救急車を呼びます。

12 薬の1つの役割
——感染症との戦い

❶ 薬のこれから

　薬はこれまで病気や**感染症**との戦いのなかで生まれ、進化を遂げてきました。特に、これまで人類は、ペスト（ペスト菌）やスペイン風邪（新型インフルエンザウイルス）、新型コロナウイルスなどの感染症の流行により多くの命を犠牲にしてきました。

　感染症とは、病原性の微生物（細菌やウイルス）が、人間の体内に侵入することで起こる疾患のことで、**感染**とは、病原体が体内に入り、一定の部位に定着し、増殖し、生体の命や組織を破壊することです。ちなみに、もし人間を地球の大きさとたとえるとしたら、細菌は象の大きさで、ウイルスはネズミ程度の大きさとなります。

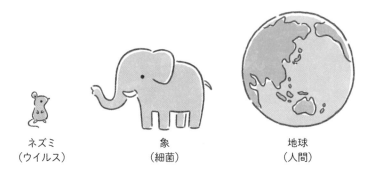

ネズミ	象	地球
（ウイルス）	（細菌）	（人間）

　それほど小さい、そして目に見えない微生物が人間の生体内で増殖し、命を脅かす存在となるのです。

　2020年に発生した新型コロナウイルス感染症もまた、多くの人の命を脅かしました。新型コロナウイルスや新型インフルエンザウイル

ス、その他未知なるウイルス等の病原性微生物がこれからも誕生することは間違いなく、だからこそ、私たち人類は、細菌やウイルスを消し去る薬を開発し、感染症と戦い、制圧していかなければなりません。

2 感染症の知識を押さえる

① 感染症の分類

　介護の現場でもさまざまな感染症が流行し、その対応に苦慮している現状があります。まずは正確な**対処法**を学ぶことが大切です。

　感染症はその危険度に応じて、分類されています。新型コロナウイルス感染症は2021年4月現在、2類に相当する**指定感染症**に分類されています（表1-3）。どこに分類されているかによってとるべき対応が変わってきますので、必ず押さえておいてください。

表1-3　感染症の分類

	感染症
1類	エボラ出血熱、痘そう（天然痘）、ペスト、クリミア・コンゴ出血熱等
2類	ポリオ、SARS、結核、MERS、鳥インフルエンザ（H5N1）等
3類	腸管出血性大腸菌感染症、コレラ、細菌性赤痢、腸チフス等
4類	E型肝炎、A型肝炎、黄熱、狂犬病、マラリア、デング熱等
5類	インフルエンザ（鳥インフルエンザ、新型インフルエンザは除く）、梅毒、麻疹、風疹等
指定感染症	新型コロナウイルス関連肺炎※ 〔2類に相当〕

※2021年4月現在、新型コロナウイルス感染症について、指定感染症としての指定の期間は2022年1月31日までとされている。

② ウイルスと細菌の違い

　細菌とウイルスでは、大きさの違いだけではなく、増殖の仕方、遺伝子の伝達にも大きな違いがありますし、感染力も異なります。

　ウイルスはDNAかRNAのどちらかの核酸をもっており、RNAをもっているウイルスをRNAウイルス、DNAをもっているウイルスを

DNAウイルスといいます。新型コロナウイルスはRNAウイルスです。

細菌は、DNAとRNAの両方の核酸をもっています。

ウイルスは自分自身では増殖できず、生きた細胞内でしか増殖できないのに対して、**細菌は分裂を繰り返して自ら増殖**します。また、細菌が生きるためには、水分、温度、酸素（一部酸素なしでも生きられる）、適切なpHが必要です。

表1－4に違いをまとめたので参考にしてください。

表1－4　ウイルスと細菌の違い

	ウイルス	細菌
基本的な構造	ノンエンベ ロープ型　　エンベ 核酸　　ロープ型 （DNA or RNA） カプシドタンパク質	細胞壁　線毛 鞭毛 核様体　細胞膜 リボソーム
人への感染	ウイルスは単独では増殖できないため、人の細胞のなかに侵入し増殖する。	体内で定着して細胞分裂で自己増殖しながら、人の細胞に侵入するか、毒素を出して細胞を傷害する。
代表的な感染症	インフルエンザ、肝炎（A型、B型、C型）、ノロウイルス、ヒト免疫不全ウイルス（エイズ）、RSウイルス感染症、麻疹、風疹、水痘、帯状疱疹	肺結核、サルモネラ菌、赤痢菌による食中毒、黄色ブドウ球菌感染症（MRSA）、緑膿菌感染症、細菌性肺炎、感染性胃腸炎、腸管出血性大腸菌（O157）感染症、破傷風、敗血症、外耳炎、中耳炎

③ その他の感染症

その他の感染症には、マイコプラズマ肺炎、ヒゼンダニによる疥癬、スピロヘータによる梅毒、真菌による水虫等があります。

④ 感染症の伝播経路と感染予防

　感染症に感染する**経路**は、いくつかありますが、主なものを挙げると、**①接触感染、②飛沫感染、③空気感染**となります。

①接触感染：病原体の含まれた体液や排泄物などに直接触れることで感染する。

②飛沫感染：くしゃみや咳に含まれた病原体によって感染する。

③空気感染：空気中を漂う病原体を吸い込むことで感染する。

　これに対して、この感染経路を遮断することも含めて、感染症予防のための対策に、**①感染源の排除、②感染経路の遮断、③宿主の抵抗力の向上**の3つがあります。

①感染源の排除：消毒や滅菌によって病原体の排除を行う。

②感染経路の遮断：前述の感染経路を遮断することで予防する。

③宿主の抵抗力の向上：抵抗力が高ければ、感染しても発症しない、あるいは、軽症ですむことがある。

コラム　新型コロナウイルス感染症（COVID-19）への対応策

　新型コロナウイルス感染症の感染経路は、接触感染と飛沫感染が主で、空気感染の可能性もいわれています。「感染源の排除」では、検疫の徹底や患者の隔離、「感染経路の遮断」では、学校閉鎖や都市閉鎖、消毒の徹底等、そして「宿主の抵抗力の向上」では、日頃からの十分な睡眠や栄養の摂取、ワクチン接種などが挙げられますが、これらを念頭に入れて拡大を防いでいくとともに、「新しい生活様式」として3密（密集、密接、密閉）の回避を守っていくことが大切です。

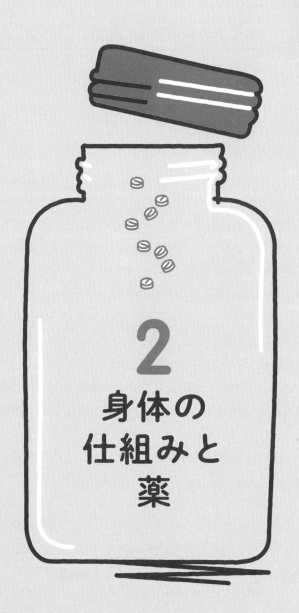

2

身体の仕組みと薬

1 身体の構造を知ろう

　この章では、薬の作用が身体のどこで起きるのかを理解するために、基本的な人間の身体の構造を学びます。

　人の身体は、まず骨によって形がつくられ、そこに筋肉がつき、二足歩行の人間が形成されます。人の身体の司令塔は脳が司り、司令の伝達経路が神経です。活動するために外部から栄養を摂り込み、同時に物質代謝のために酸素を取り入れます。この栄養・酸素を運ぶために心臓・血管がありますが、薬もこの運搬システムを活用して、身体のあらゆる部位に運ばれて、効果を発揮するように設計されています。

　身体の構造を知ることは、薬の効果を知るために、大切な知識です。この知識を押さえておくと薬の理解がスムーズになりますので、まずは身体の構造を押さえておきます。

　人の身体は、1つひとつの細胞が集まってつくられています。

　同じような働きをもつ細胞が集まって組織をつくり、複数の組織が組み合わさって一定の形をつくり、特定の働きをする器官が形成されます。

　器官が互いに連携して協働し、全体として1つの機能をもつ場合、

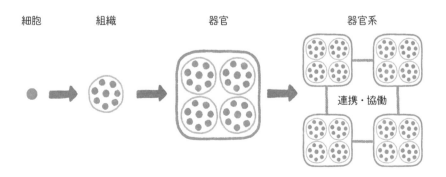

細胞　　　　組織　　　　　　器官　　　　　　　　　　器官系

連携・協働

それらを**器官系**といいます。器官系には神経系、呼吸器系、消化器系、循環器系、泌尿器系、生殖器系、内分泌器系、感覚器系、運動器系等があります。それぞれの器官のなかで薬は病気を治したり、予防したりしています。

　私たちの身体はこのように形づくられています。では、身体の頂上にある脳から順番に学んでいきましょう。なお、表2－1は2章の身体の仕組みと3章の症状との関係性を示しています。参考にしてください。

表2－1　身体の構造と薬の働き

身体の構造	症状と薬の働き
脳や神経系　p.28	眠れない（睡眠薬 p.48）、気分が沈む（抗うつ薬 p.53）、手足が震えて、うまく歩けない（パーキンソン病治療薬 p.59）、痙攣が起こる（抗てんかん薬 p.64）、記憶がどんどん曖昧になっていく（認知症治療薬 p.68）、とにかく痛い！（鎮痛薬 p.73）
呼吸器系　p.31	息苦しい（喘息治療薬 p.92）、熱が高く、咳が出て、鼻がつまる（風邪薬 p.110）
消化器系　p.33	胃のあたりがむかむかする（胃腸薬 p.114）、尿から甘い匂いがする（糖尿病治療薬 p.119）、お腹が出てきた（脂質異常症治療薬 p.125）、便がゆるい（下痢の薬・整腸薬 p.130）、便が硬い（便秘薬 p.136）
循環器系　p.36	胸が苦しい（心臓病の薬 p.97）、血圧が高い（高血圧治療薬 p.104）
腎・泌尿器系　p.40	突然激痛におそわれる（痛風・高尿酸血症治療薬 p.78）、トイレが近い（排尿治療薬 p.142）
皮膚、骨・関節、筋肉などの運動器系　p.43	いつも関節が痛む（関節リウマチ治療薬 p.82）
その他　p.45	ものが見えづらい（点眼薬 p.86）、イライラしたり、火照ったり（漢方薬 p.147）、嘔吐物の処理には（消毒薬 p.151）

2 脳や神経系の仕組みと働き

　身体の司令塔として脳があり、伝達器官として神経系があります。神経系には、制御する**中枢（中枢神経系）**と、制御される部分である**末梢（末梢神経系）**があります。

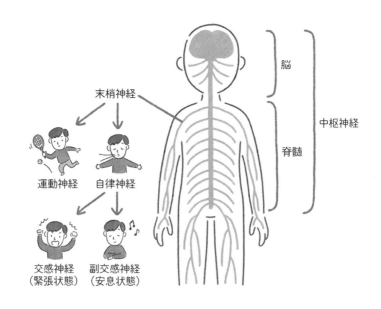

```
末梢神経

運動神経    自律神経

交感神経      副交感神経
（緊張状態）  （安息状態）

脳

中枢神経

脊髄
```

❶ 中枢神経系

　中枢神経系は脳と脊髄から成ります。

　脳は、記憶、情動、意思決定等の働きを行っており、その下部には、自律神経系、ホルモン分泌等のさまざまな調節機能を担っている部位があります。脳は身体のなかで、大切な部分なので、血液にのって脳のなかへ移行できる物質は限られており、脳に有害物質が入り込ま

いような**関所**が存在しています。これを**血液脳関門**といいます。薬の多くは、この血液脳関門を通り抜けられるように設計されています。

また、脳と脊髄は、延髄でつながっており、延髄には、心拍数を調節する**循環器中枢**、呼吸を調節する**呼吸中枢**等があります。

2 末梢神経系

末梢神経系は、**体性神経**と**自律神経**に分けられます。

体性神経には、運動神経と知覚神経があり、運動したり、字を書いたり、声を出したり、自分の意思によって行える随意運動や痛い、熱いといった知覚等を担います。

自律神経は呼吸や血液の循環等のような生命や身体機能の維持のため無意識に働いている機能を担います。

自律神経について、もう少し細かくみてみます。

① 自律神経の働き

自律神経は、**交感神経**と**副交感神経**から成り立っています。交感神経は闘争や恐怖等の**緊張状態**になった時に働き、副交感神経は食事や休憩等の**安息状態**になった時に働きます。神経間に興奮や抑制を伝える物質を神経伝達物質といい、交感神経の神経伝達物質は**アドレナリン**と**ノルアドレナリン**、副交感神経の神経伝達物質は**アセチルコリン**といいます。

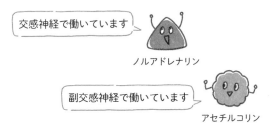

交感神経で働いています

ノルアドレナリン

副交感神経で働いています

アセチルコリン

② 交感神経と副交感神経の働き

　各臓器に対して、交感神経と副交感神経が**二重に支配**をしています（両方の神経が相反する支配を行っています）。一方が活発に働いている時には、他方は活動を抑え、各臓器を支配しています。それぞれの働きによる効果は表2－2のとおりです。

表2－2　交感神経と副交感神経のそれぞれの働きによる効果

器官	交感神経	副交感神経
目（瞳孔）	瞳孔散大	瞳孔収縮
唾液腺	少量の粘性の高い唾液を分泌	唾液分泌亢進
心臓	心拍数増加	心拍数減少
末梢血管	収縮（→血圧上昇）	拡張（→血圧降下）
気管・気管支	拡張	狭窄
胃	血管の収縮	胃液分泌亢進
腸	運動低下	運動亢進
肝臓	グリコーゲンの分解 （ブドウ糖の放出）	グリコーゲンの合成
皮膚	立毛筋収縮	－
汗腺	発汗亢進	－
膀胱	排尿筋の弛緩（→排尿抑制）	排尿筋の収縮（→排尿促進）

③ 脳や神経系に働く薬

　中枢神経に働く薬に抗不安薬や睡眠薬、抗うつ薬、パーキンソン病治療薬等があります。末梢神経に作用する薬には、表2－2にあるような目・心臓・血管・消化器・皮膚・気管支等の治療薬があります。

3 呼吸器系の仕組みと働き

　私たちは呼吸によって**酸素**を身体に取り入れ、いらなくなった**二酸化炭素**を外に出します。呼吸器系は、鼻腔、咽頭、喉頭、気管、気管支、肺から成ります。

　鼻の内部をみると、鼻毛は外からのほこりを除去するフィルターの役目を果たし、鼻粘膜は呼気を温め、湿気を補う機能をもっています。

　咽頭は食物の通り道（消化管）であり、同時に空気の通り道（気道）の働きも兼ねています。**喉頭蓋**で分岐して、**食物は食道に、空気は喉頭から気管へ**と送られていきます。喉から肺へ向かう気道が左右の肺へ分岐するまでの部分を**気管**といい、そこから肺のなかで複数に枝分かれして**気管支**となります。

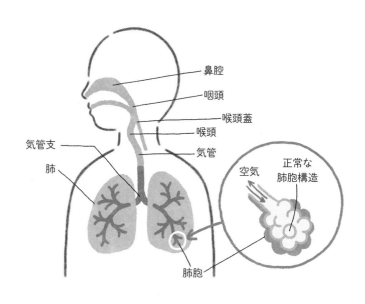

鼻腔
咽頭
喉頭蓋
喉頭
気管
気管支
肺
空気
正常な肺胞構造
肺胞

❶ 気管・気管支

　咽頭から続いて、肺へとつながっていく気管は、長さ約 10〜13cm ほどの細長い管で、約 16〜20 個の馬蹄形の軟骨によって形成されています。気管が左右の肺に枝分かれしてからは、**気管支**と呼ばれます。

　そこから肺のなかでは、さらに分岐が進み、その先端に**肺胞**があります。気管支には、空気と一緒に入り込んでくるほこりやゴミを絡め取る粘膜があり、これが痰となって体外へ排出されます。

❷ 肺

　肺は左右に 2 つあります。肺を動かす筋組織がないため、肺は自力で膨らんだり縮んだりするのではなく、**横隔膜**や**肋間筋**によって拡張、収縮して呼吸運動が行われています。

　肺の内部で**気管支**が細かく枝分かれし、末端はぶどうの房のような球状の構造で、その袋の部分を**肺胞**といいます。肺胞の壁は非常に薄くできていて、周囲を**毛細血管**が網のように取り囲んでいます。

　肺胞の壁を通して、心臓から送られてくる血液から二酸化炭素が肺胞に入り、代わりに酸素が血液中の赤血球に取り込まれる**ガス交換**が行われています。肺胞の二酸化炭素は、呼気に混じって排出されます。

　呼吸器系に作用する薬は、喘息治療薬や咳止め、去痰薬等となります。また、肺に直接作用する薬には、肺がんの治療薬や病原体を死滅させる抗菌薬や抗ウイルス薬があります。

4 消化器系の仕組みと働き

　消化器系は飲食物を**消化**して、必要な栄養分を吸収し、その残りかすを体外に排出する器官系で、消化管（口腔、咽頭、食道、胃、小腸、大腸、肛門）と**消化腺**（唾液腺、肝臓、胆嚢、膵臓）に分けられます。

　消化管は、口から肛門まで続く管で、平均的な成人で全長約 9 m あります。飲食物はそのままの形では栄養分として利用できず、消化管で分解され、吸収しやすい物質に消化されます。

　消化には、消化腺から分泌される消化液による**化学的消化**と、咀嚼や消化管の運動による**機械的消化**があります。機械的消化では、口腔

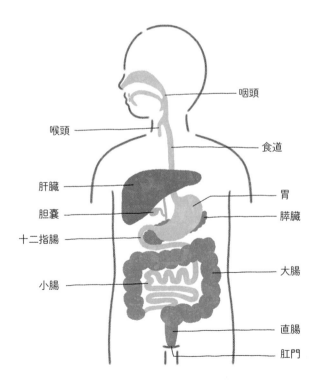

咽頭

喉頭

食道

肝臓

胆嚢

十二指腸

小腸

胃

膵臓

大腸

直腸

肛門

における咀嚼や消化管の運動等によって消化管の飲食物等を細かくして消化液と混和し、化学的消化を助けます。

❶舌・食道

舌は味覚を感知するほか、咀嚼された飲食物を撹拌して唾液と混ぜる働きがあります。

　食道は、喉元から上腹部のみぞおち近くまで続く、長さ25cm程度、直径1～2cmの管状の器官で、食道の運動によって飲食物は胃に送られます。胃の入り口には噴門という括約筋があり、内容物が食道や咽頭に逆流しないように防いでいますが、加齢とともに括約筋の機能も衰え、逆流性食道炎が起こりやすくなります。

❷胃

胃は、上腹部の臓器で、食道から送られてくる内容物を消化します。内容物は、胃の運動によって胃液と混ざり、粥状となって小腸に送り出されます。胃液に含まれる胃酸は、胃内部を強酸性に保って内容物が**腐敗**や**発酵**を起こさないようにする役目を果たしています。胃液による消化作用から胃自体を保護するため、粘液が分泌されていますが、胃液と粘液のバランスが崩れると、胃の内壁が損傷を受けて**胃痛**などの症状を起こします。胃薬は分泌物のバランスを保ったり、内壁を保護したりする薬です。

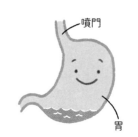

噴門

胃

❸小腸・大腸

十二指腸は、胃から連なった約25cmほどのC字型に彎曲した臓器

です。彎曲部には膵臓からの膵管と胆嚢からの胆管がつながっており、膵液と胆汁が腸へ送り込まれています。

　小腸の運動によって、内容物がそれらの消化液（膵液、胆汁、腸液）と混ざり大腸へと送られ、その間に消化と栄養分の吸収が行われます。小腸は栄養分の吸収に大切な器官で、そのために、表面積を大きくする構造をもっています。経口薬のほとんどが小腸で吸収され、身体の各所に送られます。

　腸の内容物は、大腸に入ってきた時は粥状ですが、大腸の運動によって腸管内を通過する際、水分やナトリウム、カリウム、リン酸などの電解質が吸収されて、固形状の糞便が形成されます。

　大腸内には腸内細菌が多く存在し、腸管内の食物繊維を発酵・分解します。

　腸内細菌による発酵で、糞便の臭いの元となる物質やメタン、二酸化炭素等のガスが生成されます。糞便となって直腸（肛門へと続く、大腸の終末の部分）に達すると、刺激が脳に伝わって便意を生じます。

　便秘薬は主に大腸に作用する薬です。

④ 肛門

肛門は直腸の体外への開口部です。

　直腸粘膜と皮膚の境目になる部分には歯状線と呼ばれるギザギザの線があり、肛門周囲は肛門括約筋で囲まれており、排便を意識的に我慢することができます。消化管では炭水化物はブドウ糖に、タンパク質はアミノ酸に、脂肪は脂肪酸とグリセリンへと分解されます。

　消化器系に作用する薬には、胃腸薬、整腸薬、下痢止め、便秘薬、痔の治療薬等があります。

5 循環器系の仕組みと働き

　循環器系は、心臓（しんぞう）、血管系、血液、脾臓（ひぞう）、リンパ系から成り立ち、体液（血液やリンパ液）を身体中に循環させ、酸素、栄養分等を全身の組織へ送り、老廃物を排泄器官（はいせつ）へ運ぶ働きを担（にな）っています。

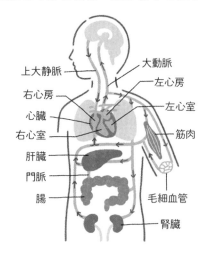

上大静脈 —
右心房 —
心臓 —
右心室 —
肝臓 —
門脈 —
腸 —

大動脈
左心房
左心室
筋肉
毛細血管
腎臓

1. 心臓

　心臓（しんぞう）は全身に血液を送り出すポンプの役目をしています。そのほとんどが心筋（しんきん）と呼ばれる筋肉（きんにく）でできており、握りこぶしくらいの大きさです。
　心臓（しんぞう）の内部は上部左右の**心房**（しんぼう）、下部左右の**心室**（うしん）の4つの部屋（右心房（ぼう）、左心房、右心室、左心室（さしんぼう））に分かれ、心房（しんぼう）で血液を集めて心室に送り、心室から血液を拍出（はくしゅつ）して身体中に循環させています。このような心臓（しんぞう）の動きを**拍動**（はくどう）といいます。拍動（はくどう）は、安静時は1分間に約60〜100回で、加齢とともに減っていきます。

心臓の右側部分（右心房、右心室）は、全身から集まってきた血液を肺へ送り、肺で**ガス交換**が行われた血液は、心臓の左側部分（左心房、左心室）に入り、そこから全身に送られます。

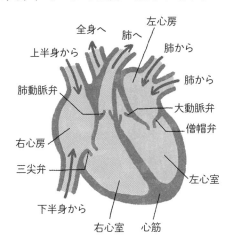

全身へ　　左心房
肺へ
上半身から　　　　肺から
肺から
肺動脈弁
大動脈弁
僧帽弁
右心房
三尖弁
左心室
下半身から
右心室　心筋

② 血管系（動脈、静脈、毛細血管）

血液が血管中を流れる方向は一定で、心臓から拍出された血液を送る血管を**動脈**、心臓へ戻る血液を送る血管を**静脈**といいます。血管壁が収縮すると血管は細くなって血圧が高くなり、弛緩すると血管は太くなって血圧は低くなります。血圧も心拍数も自律神経によって制御されています。

毛細血管は、動脈と静脈の間をつなぐように身体中の組織に細かく張り巡らされている細い血管です。毛細血管の薄い血管壁を通して、酸素や栄養分が血液中から組織へ運び込まれ、それと交換に二酸化炭素や老廃物が組織から血液中へ取り込まれます。

消化管を通っている毛細血管の大部分は、門脈と呼ばれる血管に集まって肝臓に入ります。吸収された物質は、門脈から肝臓に入り、そこで代謝や解毒を受けた後に、血流にのって全身に送られます。

③ 血液（血漿、血球）

　血液は、血漿と血球から成り、酸素や栄養分を全身の組織に供給し、二酸化炭素や老廃物を排泄器官へ運ぶほか、ホルモンの運搬によって体内各所の器官・組織相互の連絡を図る役割もあります。また、血液の循環は、体温を均等に保つのにも役立っています。

　血漿は90%以上が水分から成り、アルブミン、グロブリン等のタンパク質のほか、微量の脂質、糖質、電解質を含んでいます。

　アルブミンは、血液の浸透圧を保持する働きがあるほか、ホルモンや薬の成分等と複合体を形成して、それらが血液によって運ばれる時に代謝や排泄を受けにくくします。

　血球には赤血球、白血球、血小板があります。**赤血球**は、円盤状の細胞で、血液全体の約40%を占め、赤い色素（ヘモグロビン）を含んでいます。ヘモグロビンは鉄分と結合したタンパク質で、酸素量の多いところで**酸素分子と結合し**、酸素が少なく二酸化炭素が多いところで**酸素分子を放出する**性質があります。

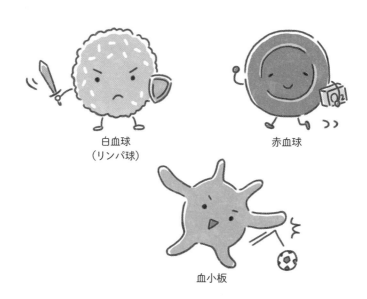

白血球
（リンパ球）

赤血球

血小板

038

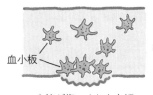

血小板

血管が傷つくと血小板
が集まってくる

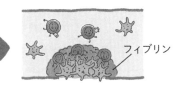

フィブリン

固まった血小板の周りを
フィブリンが固めて
傷口を塞ぐ

　このようなヘモグロビンの性質によって、肺で取り込まれた酸素
が、全身の組織へ供給されます。
　白血球は、体内に侵入した細菌やウイルス等の**異物に対する防御を
受けもつ細胞**です。形態や機能の違いにより、**好中球、リンパ球、単
球**に分類されます。種々の白血球が協働して、**免疫機能**を発揮します。
　また、血管が破れたり切れたりすると、血液が血管外にもれ出しま
すが、生体には損傷した血管からの血液の流出を抑える仕組みが備
わっており、**血小板**がその仕組みにおいて重要な役割を担っていま
す。損傷部位に血小板が粘着、凝集して傷口を覆います。さらに血液
中の**フィブリン線維**に赤血球や血小板などが絡まり合い、血液が凝固
物となって傷口を塞いで、止血が完了します。
　循環器系には、ほかにリンパ系（リンパ液、リンパ管、リンパ節）、
脾臓があります。リンパ系で大切な働きをするのは、リンパ節の内部
にあるリンパ球やマクロファージなどの**免疫細胞**で、細菌やウイルス
等は、免疫反応によって排除されます。

　循環器系に作用する薬には、心不全薬、高血圧治療薬、不整脈治療
薬、貧血薬等があります。また、免疫反応にかかわる薬として、関節
リウマチ治療薬、喘息治療薬等があります。

6 腎・泌尿器系の仕組みと働き

血液中の老廃物を、尿(にょう)として体外へ排泄(はいせつ)するための器官系です。

1 腎臓

腰骨(こしぼね)のあたりにある、握りこぶし大の臓器(ぞうき)です。

内側中央部のくびれた部分に尿管(にょうかん)、動脈、静脈、リンパ管等がつながっています。

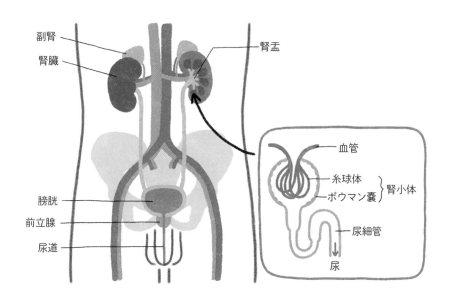

腎臓に入る動脈は細かく枝分かれして、毛細血管が小さな球状になり糸球体を形成します。糸球体の外側を袋状のボウマン嚢が包み込んでおり、これを腎小体といいます。ボウマン嚢から1本の尿細管が伸びて、腎小体と尿細管とで腎臓の基本的な機能単位を構成しています。

腎小体では、尿素や血液中の老廃物がろ過され、原尿として尿細管へ入ります。そのほか、血球やタンパク質以外の血漿成分も、腎小体でろ過されます。尿細管では、原尿中のブドウ糖やアミノ酸等の栄養分および血液の維持に必要な水分や電解質が再吸収されます。その結果、老廃物が濃縮され、余分な水分は、電解質とともに最終的に尿となります。

腎臓には、心臓からの1/5～1/4の血液が流れており、血液中の老廃物の除去のほか、水分および電解質（特にナトリウム）の排出調節が行われています。腎臓は、血液の量と成分を維持して、血圧を一定範囲内に保つ重要な役割を担っています。

利尿薬は腎臓に作用します。

② 副腎

副腎は左右の腎臓の上部にあり、皮質と髄質から成ります。

副腎皮質では、副腎皮質ホルモンが産生・分泌されています。副腎皮質ホルモンの1つである、アルドステロンは、体内に塩分と水を蓄え、カリウムの排泄を促す作用があり、電解質と水分の排出調節の役割を担っています。同様に副腎皮質ホルモンの1つであるコルチゾールは血糖値を上昇させ、抗炎症作用があります。

副腎髄質では、自律神経に作用するアドレナリンとノルアドレナリンが産生・分泌されます。

副腎皮質ホルモン薬（ステロイド）は抗炎症、抗アレルギー免疫反応、抑制作用を示すため多くの病気に使われています。

③ 尿路（膀胱、尿道）

腎臓と膀胱は尿管でつながっています。

腎臓から膀胱を経て尿道に至る尿の通り道を尿路といいます。

尿の大部分は水分で、尿素や尿酸等の老廃物、そのほか微量の電解質、ホルモン等を含み、尿は血液がろ過されて作られるため、便とは違って、健康な状態であれば細菌などの微生物はいません。

膀胱は、尿を一時的に溜める袋状の器官です。

尿が膀胱に溜まってくると刺激が脳に伝わって尿意を感じます。

膀胱の出口（尿道）にある膀胱括約筋が緩むと、同時に膀胱壁の排尿筋が収縮し、尿が尿道へと押し出されます。

尿道は、膀胱に溜まった尿が体外に排泄される時に通る道です。女性の場合は、尿道が短いため、細菌などが入り感染症を起こしやすいです。また、高齢者では、機能が低下し、膀胱の容量が小さくなるため、尿失禁を起こしやすくなります。

逆に男性の尿道は、長さが18〜20cmほどで、膀胱の真下に尿道を取り囲むように前立腺があり、加齢とともに前立腺が肥大し、尿道を圧迫して排尿困難などを生じることがあります。

泌尿器系に作用する薬は、排尿治療薬や膀胱炎等の感染症治療薬、前立腺肥大治療薬があります。

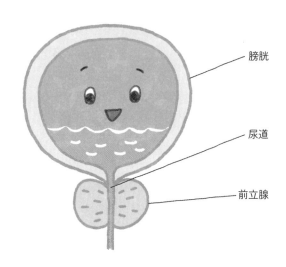

膀胱

尿道

前立腺

7 皮膚、骨・関節、筋肉などの運動器系の仕組みと働き

　皮膚は、体重の約 16 ％の重量をもち、体外の刺激から身体を守る保護作用、皮脂や汗を分泌する分泌作用、体温調節作用、皮下に脂肪を蓄える貯蓄作用、体内の老廃物を汗腺から汗として体外に出す排泄作用、触覚や痛覚、かゆみ等の**知覚作用**をもっています。

　骨は身体を支え、筋肉は身体を形づくります。

① 外皮系

　外皮系は、身体を覆う皮膚と、汗腺、皮脂腺、乳腺等の**皮膚腺**、爪や毛等の**角質**から成ります。**皮膚の機能**は以下のとおりです。

・身体の維持と保護（体表面を包み、身体の形を維持し、保護する）

・身体の水分の保持

・**熱交換**（外界と体内の熱のやりとりをする）

・外界情報の感知（触覚、圧覚、痛覚、温度感覚等の皮膚感覚を得る感覚器）

　外皮系に作用する薬は、湿布、軟膏、クリーム、ローション等があります。

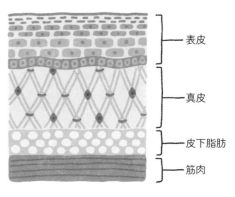

- 表皮
- 真皮
- 皮下脂肪
- 筋肉

❷ 骨格系

　骨格系は骨と関節から成り、骨と骨が関節で接合し、連なって身体を支えています。

　骨は身体の器官のうち最も硬い組織の1つです。骨格系の基本構造は、主部となる骨質、骨質表面を覆う骨膜、骨質内部の骨髄、骨の接合部にある関節軟骨から成り立っています。また、骨格系の機能は以下のとおりです。

・身体各部の**支持機能**（頭部や内臓を支える身体の支柱となる）
・**臓器保護機能**（骨格内に臓器を収め、保護する）
・**運動機能**（骨格筋の収縮を効果的に体躯の運動に転換する）
・**造血機能**（骨髄で産生される造血幹細胞から赤血球、白血球、血小板が分化する（体内へ供給される））
・**貯蔵機能**（カルシウムやリン等の無機質を蓄える）

　骨は生きた組織で、吸収と形成のバランスをとることにより、一定の**骨密度**が保たれます。無機質は骨に硬さを与え、骨の強靱さを保ちます。

　骨格系に作用する薬には、カルシウム製剤、ビタミンD・ビタミンK製剤、骨粗鬆症治療薬等があります。

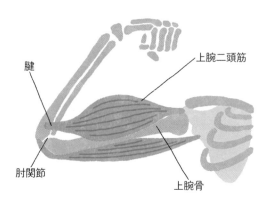

腱　　上腕二頭筋　　肘関節　　上腕骨

❸ 筋組織

筋組織は、筋細胞（筋線維）とそれらをつなぐ結合組織から成り、その機能や形態によって、骨格筋、心筋、平滑筋に分類されます。

骨格筋は骨と骨をつないで身体を動かすための筋肉です。骨格筋は自分の意思で動かすことができるため、**随意筋**と呼ばれています。また、体性神経（運動神経）に支配されており、運動によって疲労します。

心筋は、心臓壁を構成する筋肉です。自分の意思では動かせない不随意筋で、運動で疲労しません。自律神経によって調節されています。

平滑筋は、消化管や気道等の内臓壁、血管壁等を構成しています。平滑筋も意思では動かせない**不随意筋**で、自律神経の支配を受けています。

筋組織に作用する薬は、筋弛緩薬等があります。

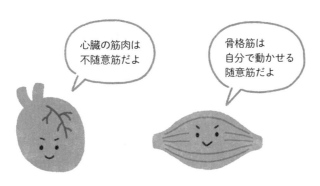

心臓の筋肉は
不随意筋だよ

骨格筋は
自分で動かせる
随意筋だよ

コラム　その他の器官

　本書では詳細を割愛しますが、ほかの器官として、生殖器系と内分泌器系、それに感覚器系があります。生殖器系であれば子宮や卵巣、精巣等、内分泌器系は、脳下垂体や甲状腺等ホルモンにかかわる器官を指します。

　また、感覚器系には、目や鼻、耳、舌など感覚情報を受け取る器官が属しています。これらは、視覚や嗅覚、聴覚などのいわゆる五感に関連する器官です。

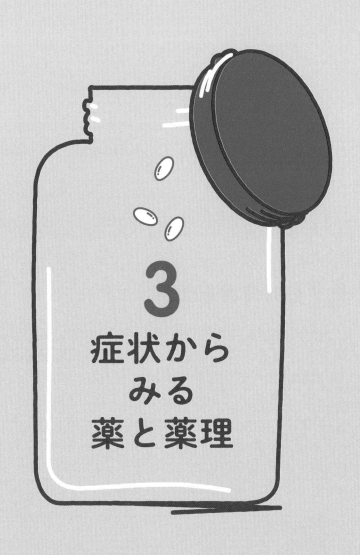

3

症状から
みる
薬と薬理

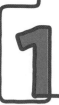

眠れない
——睡眠障害：睡眠薬

「昨日の夜も眠れなかったのよ！」

目の下にクマができ、まぶたが腫れぼったい睡眠不足の利用者が愚痴をこぼします。高齢になると老化とともに眠りが浅くなるため、このようなやりとりは日常茶飯事になります。しかし、だからといって睡眠不足を放っておくと、ふらつきによる転倒や昼夜逆転が起きるリスクがあります。

▶眠れない理由をアセスメントするとともに、睡眠薬を上手に活用して、生活のリズムを整えましょう。

1 睡眠障害とは？

睡眠障害とは、睡眠が十分にとれないことにより、日常生活に支障が起き、活動性の低下やふらつき等、**不都合と感じる症状が約1か月続いた場合**をいいます。成人の2割が不眠症に悩んでいるといわれます。

高齢者は、加齢とともに**体内時計**が乱れ、睡眠の質が著しく悪くなり、睡眠薬を飲まないと眠れない人もいます。症状としては、寝つき

表3-1　睡眠障害の種類

入眠障害	床に入っても寝つきが悪く、なかなか眠れない
中途覚醒	寝ついても夜中に目が覚めてしまい、その後なかなか眠れない
熟眠障害	時間的には眠っているが、ぐっすり眠った気がしない
早朝覚醒	朝早くに目が覚めてしまう

が悪い、夜中に目覚めやすい、朝早くに目が覚めてしまう等です。生活習慣を見直したあとで、睡眠障害の種類や睡眠の質を見きわめながら、薬の処方の有無などを決めていくことになります。

睡眠障害は若い頃の生活習慣や環境の変化等が複雑に絡み合いながら起こっています。どんな睡眠障害によって活動性が低下しているのか、ふらつきによる転倒の危険があるのか、などをチームで共有していきます。

睡眠障害の治療のはじまりは、原因等を特定、除去し改善するのが基本的な考え方です。日中の活動性や住環境の改善、心理面や身体面の不具合の解消等、眠れない、すぐに目が覚めてしまう等の要因を取り除き、それでも眠れない時に、初めて睡眠薬を使います。眠れない＝すぐに睡眠薬の服用ではありませんので注意してください。

また、一口に睡眠薬といっても、作用する時間の長さや強さ等はそれぞれ特徴があります。例えば、超短時間型のゾルピデムの作用時間は、4〜5時間で、眠りの深さは中程度です。なかなか寝つけない人に適しています。また、寝ても途中で目が覚めてしまう人には、作用時間の長い中間型や長時間型が有効です。

表3-2　高齢者の不眠症の主な原因

生活状態	日中うとうとする、昼夜逆転、日中の運動不足、悩みごと
環境	騒音、寝室の温度、明るさ、湿度
生活変化	退職、引っ越し、死別、入院
身体的条件	体の痛み、かゆみ、頻尿、呼吸器疾患などによる胸苦しさや咳
精神的条件	うつ病、認知症、統合失調症等の疾患
薬の影響	病気の治療薬による副作用
嗜好品	たばこ、カフェイン（緑茶やコーヒーなど）、アルコール
特殊な睡眠障害	夢遊病、睡眠時無呼吸症候群、むずむず脚症候群

2 睡眠薬の薬理作用

睡眠薬の種類には、ベンゾジアゼピン系、非ベンゾジアゼピン系、バルビツール酸系、セロトニン 5-HT₁ₐ 作動薬、オレキシン受容体拮抗薬、メラトニン受容体作動薬等があります。

① ベンゾジアゼピン系

脳内の神経伝達物質である**ベンゾジアゼピン**が受容体を刺激すると抑制機能をもつ GABA が働いて、睡眠を促します。

② 非ベンゾジアゼピン系

薬理作用はベンゾジアゼピン系と同様ですが、転倒や脱力等の副作用が比較的少ない薬です。

③ バルビツール酸系

脳の覚醒を抑え、眠気や鎮静作用を現します。作用は強力な一方で、呼吸抑制や依存性があり、副作用のリスクも大きい薬で、慢性的な不眠の改善にはあまり用いられなくなりました。

④ セロトニン 5-HT₁ₐ 作動薬

セロトニンの不足は睡眠障害の原因となるため、セロトニンの代わりに受容体に作用して睡眠障害を和らげます。軽症者や高齢者に適しています。

⑤ オレキシン受容体拮抗薬

脳の覚醒状態を維持する物質である**オレキシン**の作用を抑えることで覚醒状態を睡眠状態へ促します。

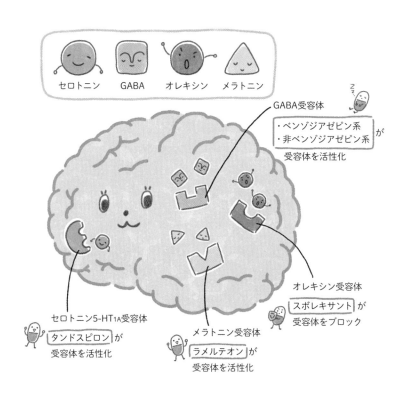

セロトニン　GABA　オレキシン　メラトニン

GABA受容体

・ベンゾジアゼピン系
・非ベンゾジアゼピン系 が
受容体を活性化

オレキシン受容体
スボレキサント が
受容体をブロック

セロトニン5-HT$_{1A}$受容体
タンドスピロン が
受容体を活性化

メラトニン受容体
ラメルテオン が
受容体を活性化

表3-3　睡眠薬

分類		一般名（商品名）	副作用
①ベンゾジアゼピン系	超短時間型	**トリアゾラム**（ハルシオン）	ふらつき
	短時間型	**ブロチゾラム**（レンドルミン）	残眠感
	中間型	**フルニトラゼパム**（サイレース）	倦怠感
	長時間型	**ハロキサゾラム**（ソメリン）	頭重感
②非ベンゾジアゼピン系	超短時間型	**ゾルピデム**（マイスリー）	ふらつき
③バルビツール酸系	中間型	**ペントバルビタール**（ラボナ）	薬物依存
④セロトニン5-HT$_{1A}$作動薬	短時間型	**タンドスピロン**（セディール）	めまい
⑤オレキシン受容体拮抗薬	短時間型	**スボレキサント**（ベルソムラ）	疲労
⑥メラトニン受容体作動薬	超短時間型	**ラメルテオン**（ロゼレム）	めまい

⑥ メラトニン受容体作動薬

睡眠ホルモンと呼ばれ、体内時計に影響し、睡眠を誘導する作用をもつ**メラトニン**を活性化します。

生活リズムや睡眠障害の内容を見きわめて、利用者がよりよい睡眠を得られる睡眠薬を選択していくことが重要です。

3 副作用と注意点

副作用

薬物への依存性・健忘・せん妄・意識障害・翌日への効果のもち越し・眠気・頭痛等

注意点

寝る前に、たばこ、カフェイン、アルコール等の不眠を引き起こす刺激物を避けます。また、睡眠薬は寝る前に服用します。
睡眠薬を服用した翌日の朝の目覚め、日中のふらつき等を記録し、スタッフと共有しておきます。

まとめ

睡眠薬の適切な使用によって、「眠れない」という訴えは解消できるでしょう。ただし、忘れてはいけないのは、睡眠は、人の生理的欲求の1つで、生きるために欠かせない行為だということです。生活習慣を見直しながら、加齢とともに低下していく「睡眠の質」をいかに改善していくかにも目を配っていきましょう。

高齢者にとって睡眠薬は、ふらつきやめまい等の副作用に結び付きやすい薬ですので、十分に気をつけながら支援していく必要があります。

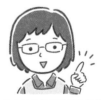

気分が沈む
──うつ病（抑うつ状態）：抗うつ薬

「去年の今頃は、主人と海外旅行に行っていたのに、ひとりで長く生きていても、寂しくて何もいいことがないわね」

「脳梗塞で倒れてから、右手が自由に使えなくなって、みんなが喜んでくれた料理も作れなくなったし……」

　こんなふうに、配偶者の死や病気による身体の機能の喪失によって、寂しげに心を閉ざしてしまう利用者がいます。

▶ どんな言葉をかければいいのか迷いますが、安易な励ましは逆効果になりかねないので気をつけましょう。

抑うつ状態とは？

　うつ病とは、脳の働きに何らかの問題が起きて発症すると考えられており、はっきりと解明されてはいませんが、**セロトニンやノルアドレナリン、ドパミン**といった神経伝達物質である**モノアミンの活性が低下することで発症する**という仮説が立てられています。

　一方、**抑うつ状態**は、「うつ病」とまではいえないまでも**心に元気のない状態**を指します。症状には、気分が滅入る、不安を感じる、いつも気持ちが追い立てられる、死にたいといった**精神的なもの**と、眠れない、食欲がない、疲れやすい等の**身体的なもの**があります。こうした抑うつ状態に陥ると、高齢者は特に精神・身体活動の**エネルギー**が極端に落ちてしまいかねません。

　高齢者の場合、加齢とともに、心も身体も少しずつ活動性を失い、喪失体験が増えていきます。定年退職によって仕事を失い、子どもた

ちの独立や配偶者・親しい友人の死、さらに自身の病気により、これまでの日常生活を失います。脳梗塞や認知症等の身体的疾患、あるいは薬による副作用（ステロイドや高血圧治療薬等）でも抑うつ状態になることがあります。

　高齢者でなくても、働き盛りの年代のうつ病の有病率は5〜6％といわれるように頻度の高い疾患であり、誰でも発症する可能性があることを踏まえたうえで、接する必要があります。

　とりわけ高齢者の場合、抑うつ状態の原因が幾重にも重なっており、**相互に作用し合いながら状況を複雑にしています**。認知症もうつ病と同じような症状を呈するため、状況の正確なアセスメントが必要です。

　どこからが抑うつ状態でどこからがうつ病という正確な線引きは難しいのですが、抑うつ状態が悪化するとうつ病になります。抑うつ状態の利用者への支援としては、利用者の精神状態を的確に把握し、本

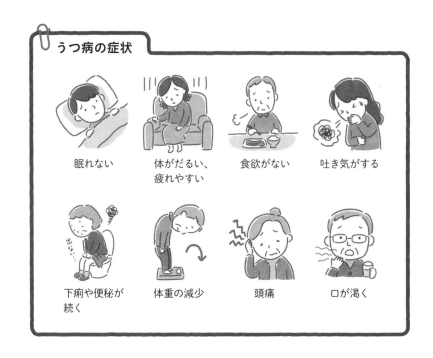

うつ病の症状

眠れない　　　　体がだるい、　　食欲がない　　　吐き気がする
　　　　　　　　疲れやすい

下痢や便秘が　　体重の減少　　　頭痛　　　　　　口が渇く
続く

人に抑うつ状態であることを告げて、病識をもってもらい、治療の必要性を本人や近親者に理解してもらうことが大切です。

　また、うつ病の高齢者は**軽度でも自殺の可能性がある**ので、1人にしないなどの予防策が必要です。以下、抑うつ状態の利用者への対応等についてまとめてみました。

① 理解を促す（支援者の理解も含む）

・心も身体も十分な休養が必要です。

・午前中は気分が優れません。

・「頑張ろう」等の励ましの言葉がけは厳禁です。

・希死念慮を抱くことが多いため、自殺防止の配慮をしながら支援します。

・薬を服用しても回復には時間が必要で、1〜2か月はかかるため、気長に寄り添う姿勢が大切です。

② 生活を工夫する

・症状が改善するまで、家事や習いごとは控えるようにします。

・気分が晴れるような楽しいテレビ番組などを勧めます。

・1人でいると抑うつ状態が悪化するため、長時間1人にしないようにします。

・気分を変えるための軽い散歩などを勧めます。

・家のなかで、軽い運動を行うように心がけてもらいます。

③ 薬の使用

・抗うつ薬は効果が現れるまで、時間がかかります。効果が出るまできちんと薬を飲むように見守りましょう（効果が出るのに1〜2週間かかる）。

・抑うつ状態の症状として睡眠障害が現れることがあります。睡眠薬の使い方を医療職と連携します。

・抗うつ薬は、副作用として眠気、ふらつきが出ることがあり、転倒
　に気をつけます。

　以上の内容を確認しながら、薬物療法を組み合わせ、車の両輪のよ
うに主治医等の医療関係者と連携をとりながら支援していきます。

2 抗うつ薬の薬理作用

　うつ病の薬物治療では、前述の仮説に基づいて、セロトニン等のモ
ノアミンの量を増加させることでうつ病からの回復をめざします。
　抗うつ薬は、セロトニンやノルアドレナリンの神経細胞内への再取
り込みを阻害したり、放出を促進するなどして、情報伝達を増強、気
分を活性化させます。
　原則、単剤で少量から使用しますが、症状によっては、抗不安薬、
睡眠薬、向精神薬を併用します。

① 三環系、四環系抗うつ薬
　シナプス前部のセロトニンとノルアドレナリンの再取り込みを阻害
します。効果は高いですが便秘、口渇等の抗コリン作用が強く、効果
発現は SSRI よりも遅く、約 1 か月以上かかります。

② 選択的セロトニン再取り込み阻害薬（SSRI）
　セロトニンの神経終末への再取り込み阻害とノルアドレナリンの調
整作用により、抗不安作用、抗うつ作用を示します。

③ セロトニン・ノルアドレナリン再取り込み阻害薬
　（SNRI）
　セロトニンとノルアドレナリンの再取り込みを阻害し、伝達物質の
働きを改善して抗うつ作用を示します。

④ ノルアドレナリン作動性・特異的セロトニン作動性抗うつ薬（NaSSA）

　ノルアドレナリン再取り込み阻害作用並びにセロトニン受容体調節作用でノルアドレナリンやセロトニンの働きを改善し、抗うつ作用を示します。

⑤ セロトニン再取り込み阻害・セロトニン受容体調節薬（SARI）

　セロトニンの再取り込み阻害作用と受容体の遮断（しゃだん）作用でセロトニンの働きを改善し、抗うつ作用を示します。鎮静（ちんせい）作用は強いです。

⑥ セロトニン 5-HT$_{1A}$ 作動薬

　脳内（のうない）セロトニン受容体の 5-HT$_{1A}$ 受容体に選択的に作用することにより、抗不安作用や心身症（しんしんしょう）モデルにおける改善効果を示します。

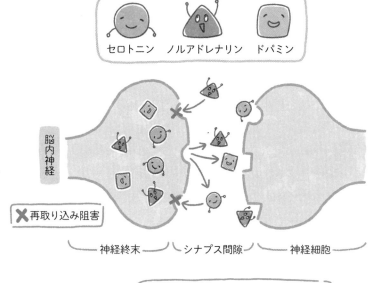

うつ病の薬はシナプス間隙の
ノルアドレナリンやセロトニンを増やして
受容体と結合する確率を高める

表3-4　抗うつ薬

分類	一般名（商品名）	副作用
①三環系抗うつ薬	**アモキサピン**（アモキサン）	口渇
①四環系抗うつ薬	**ミアンセリン**（テトラミド）	眠気
② SSRI	**パロキセチン**（パキシル）	倦怠感
③ SNRI	**デュロキセチン**（サインバルタ）	傾眠
④ NaSSA	**ミルタザピン**（リフレックス）	頭痛
⑤ SARI	**トラゾドン**（デジレル）	低血圧
⑥セロトニン 5-HT$_{1A}$ 作動薬	**タンドスピロン**（セディール）	めまい

3 副作用と注意点

副作用

口渇・胸やけ（消化器症状）・起立性低血圧・眠気・せん妄等

注意点

　励ましは逆効果の可能性があることを理解して、生活環境の整備をします。

　アルコールを飲むと薬の効果や副作用が増強することがあります。希死念慮や継続的な服用に注意します。

まとめ

　うつ病の利用者に接する際は、支援者のかかわり方がとても重要です。安易な励ましは行わず、回復に時間がかかることを意識して寄り添いましょう。また、薬物療法では、服薬支援、副作用の有無の観察も大切ですが、「効果がない」と言って、利用者が勝手に中断しないかにも気を配りましょう。

3 手足が震えて、うまく歩けない
——パーキンソン病：パーキンソン病治療薬

「最近、手が震えるし、なんだか、足が前に出にくくなった気がするの」

　加齢のせいもあれば、運動不足なだけだったり、薬の副作用だったりしますが、こんなことを利用者が口にしたらパーキンソン病を疑ってみてもよいでしょう。四大症状が出現していないかをチェックしてみてください。

▶ このような利用者の場合、どんな症状があるか、薬剤性パーキンソニズムの可能性はないかなどを確認します。

1 パーキンソン病とは？

　パーキンソン病は、円滑な運動を司る錐体外路の異常によって発症します。運動に関する**脳からの指令は、錐体外路と錐体路を通って伝**えられますが、ドパミン神経の変性や脱落により、錐体外路のドパミンが著しく減少し、随意運動が行えなくなり、**身体を思うように動かせなくなる病気**です。

　症状は、足が一歩前に出にくくなる、手足が震える、身体の動きが緩慢になる、筋がこわばる、突然身体が動かなくなる、転びやすくなる等で、**生活の質（QOL）を著しく脅かす進行性の神経難病です。**

　これらの症状は少しずつ進行し、やがては寝たきりになり、身体的な活動性を失います。

　パーキンソン病は、50〜65歳で好発し、多くのパーキンソン病の高齢者が在宅で療養しているので、介護職による適切な支援が必要です。薬による症状の改善が、生活の質を上げていくことになります。

パーキンソン病の主な症状

  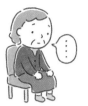 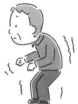

振戦	固縮	無動	姿勢反射障害
安静時に手足が震えます。	筋肉がこわばり、身体が思うように動かなくなります。	動きが鈍り、素早い動きができなくなります。	首が前方に曲がり、背中をまるめた姿勢をとります。

※ほかにも、表情がなくなる、字が小さくなる、食べ物を飲み込みにくくなる等の異常が出てきます。また、精神症状として、意欲の低下、幻覚、幻視、妄想等や認知機能の低下があります。

作用点の違う薬を組み合わせながら、活動性を維持していきます。

　高齢者にとって、多くの種類の薬を自分で管理するのは難しいものです。本人の治療への参画と医療や介護職の連携が長い闘病生活を支えていきます。なお、リハビリテーション治療や手術も有効です。

2 パーキンソン病治療薬の薬理作用

　パーキンソン病では**ドパミン**を補うのが第一の治療法となります。

① ドパミン補充薬

　ドパミンは**血液脳関門**（けつえきのうかんもん）を通過することができないため、脳関門（のうかんもん）を通過できる、**レボドパ**（ドパミンの元）の形で補充します。これが、パーキンソン病治療の中心となります。

② レボドパとドパ脱炭酸酵素阻害薬

レボドパとドパ脱炭酸酵素阻害薬の配合薬は脳外でのレボドパの代謝を防ぎます。

③ COMT 阻害薬

脳組織液に移行する前のレボドパを分解する酵素である COMT 酵素の働きを抑える薬です。脳組織液へ移行するレボドパを高濃度にすることができ、脳内のドパミンを補うことができます。

④ モノアミンオキシダーゼB（MAO-B）阻害薬

脳内のドパミンを分解する酵素（MAO-B）の働きを抑える薬です。

⑤ ドパミン放出促進薬

神経細胞からのドパミン放出を促す薬です。

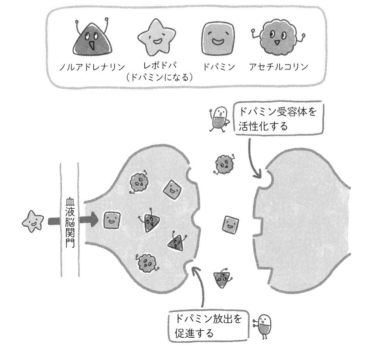

ノルアドレナリン　レボドパ（ドパミンになる）　ドパミン　アセチルコリン

ドパミン受容体を活性化する

血液脳関門

ドパミン放出を促進する

⑥ ドパミン受容体作動薬

脳内のドパミンの受容体を刺激する薬です。

⑦ アデノシン A2A 受容体阻害薬

ドパミンが不足すると**アデノシン**という物質が優位になり、GABA が分泌されます。過剰な GABA により運動機能の低下等の障害が出現するのを防ぐため、アデノシンを抑える薬です。

⑧ 抗コリン薬

ドパミンの不足で、アセチルコリンが優位になっています。このアセチルコリンの作用を抑制し、ドパミンとアセチルコリンのバランスを整えます。

⑨ レボドパ作動増強薬

脳内のドパミンの作用を増強します。

表3-5　パーキンソン病治療薬

分類	一般名（商品名）	副作用
①ドパミン補充薬	**レボドパ**（ドパストン）	胃腸障害
②レボドパとドパ脱炭酸酵素阻害薬の配合薬	**レボドパ・カルビドパ**（メネシット）	幻覚
③COMT 阻害薬	**エンタカポン**（コムタン）	めまい
④モノアミンオキシダーゼ B（MAO-B）阻害薬	**セレギリン**（エフピー）	不随意運動
⑤ドパミン放出促進薬	**アマンタジン**（シンメトレル）	食欲不振
⑥ドパミン受容体作動薬	**タリペキソール**（ドミン）	胃腸障害
⑦アデノシン A2A 受容体阻害薬	**イストラデフィリン**（ノウリアスト）	妄想
⑧抗コリン薬	**プロフェナミン**（パーキン）	口渇
⑨レボドパ作動増強薬	**ゾニサミド**（トレリーフ）	幻覚
⑩ノルアドレナリン系作用薬	**ドロキシドパ**（ドプス）	頭痛

⑩ ノルアドレナリン系作用薬

　ノルアドレナリンの作用を増強し、パーキンソン病の症状のすくみ足を改善します。ノルアドレナリンも、血液脳関門(けつえきのうかんもん)を通過できないため、前駆体(ぜんくたい)であるドロキシドパを使います。

3 副作用と注意点

副作用

　食欲低下・吐き気・便秘(べんぴ)・ジスキネジア・起立性低血圧・精神症状(幻覚・幻視)・不随意運動(ふずいい)・めまい・口渇(こうかつ)等

注意点

　どの時期においても高齢者が不自由さを感じることがないよう、副作用(吐き気、幻覚等)を恐れずに十分な量の投与(とうよ)が必要です。

　また、薬を変更する場合は、急激な減量や休薬によって**悪性症候群**(あくせいしょうこうぐん)を起こす可能性があるため、**薬は少しずつ減らしていく必要**があります。

　症状によって転倒事故を起こす可能性がありますので、気を配りながら支援していきます。

まとめ

　パーキンソン病は進行していく疾患で、完治はしませんので、その思いを汲み取り、励ましながら、心のケアに気を配りましょう。介護職としては、病気の進行とともに薬が増量されていきますので、副作用にも気を配りながら、決められた量をきちんと飲むことができるように支援します。パーキンソン病の治療では、薬物療法が重要ですので、医療との連携は必須です。

4 痙攣が起こる（意識がなくなる）
──てんかん：抗てんかん薬

利用者のなかには、突然、痙攣を起こしたり、目を上に向けて動かなくなる人がいます。

こうした突然の意識消失や痙攣に遭遇した場合、どうしたらよいのか？　そのまま様子をみていてよいのか？　救急車を呼んだほうがよいのか？　など、痙攣の持病をもった利用者のケアで迷うことがよくあります。

▶ まず、支援者が落ち着き、痙攣の様子を観察しながら環境を整えましょう。

1 痙攣とは？

痙攣とは、**自分の意志には、関係なく筋肉が強く収縮する状態**をいいます。痙攣の起こる原因には、**てんかん・高熱・感染症・頭蓋内出血・脳梗塞・低酸素症・電解質異常・薬物中毒**等が考えられます。急性のものと、てんかん等のように繰り返されるものとに分けられます。それぞれの原因が違うため、治療法も異なります。

てんかんとは脳の障害で、私たちの脳のなかで調和を保ちながら流れている電気の流れが、何らかの原因で乱れを起こし、脳のなかに**嵐が吹くように電気の流れが異常になった状態**をいいます。

検査にはこの異常な電気を調べる**脳波検査**があります。明らかに大脳の変化が原因で起こる**症候性てんかん**と原因が不明な**特発性てんかん**があります。また、てんかん発作も意識がなくなる全般発作と、腹痛・顔が引きつる・こむら返り等の部分発作に大別されます。

大発作

□ **意識を失う**

□ **全身の痙攣発作が 10 ～ 20 秒続く**

　筋肉の交互の痙攣が 45 ～ 50 秒続く。1 ～ 5 分間の昏睡状態後、2 ～ 10 分で回復する。

□ **てんかん重積状態**

　意識のないまま、痙攣発作を繰り返す。

小発作

□ **欠神発作**

　痙攣が起きずに、意識消失だけの発作が起こる。

□ **精神運動発作**

　意識混濁が起き、口をモグモグさせる情動行動や病的な徘徊がみられる。

　発作は年齢に関係なく現れます。経過は原因疾患とてんかんの種類によりさまざまな症状を呈します。

　高齢化に伴い、脳梗塞や脳出血等の原因がはっきりしている症候性てんかんが増えています。

2 抗てんかん薬の薬理作用

　抗てんかん薬は、神経細胞の過剰な興奮を抑制することで、発作を抑えます。そのため、興奮性に働く**グルタミン**を抑え、抑制性に働く**GABA** を活性化させることを目的としています。

① 神経の興奮を抑える薬

　神経の興奮を起こすナトリウムイオン・カルシウムイオンの働きを抑えることで、過剰な興奮を起こさないようにします。

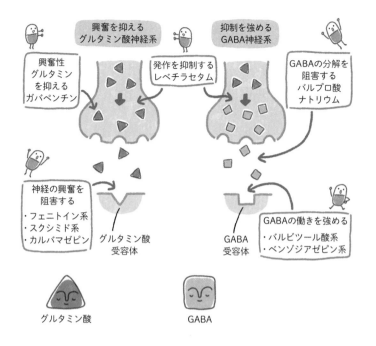

興奮を抑える
グルタミン酸神経系

抑制を強める
GABA神経系

興奮性
グルタミン
を抑える
ガバペンチン

発作を抑制する
レベチラセタム

GABAの分解を
阻害する
バルプロ酸
ナトリウム

神経の興奮を
阻害する
・フェニトイン系
・スクシミド系
・カルバマゼピン

グルタミン酸
受容体

GABA
受容体

GABAの働きを強める
・バルビツール酸系
・ベンゾジアゼピン系

グルタミン酸

GABA

② 抑制系の働きを強める薬

脳の興奮を抑える GABA の働きを強め、てんかんの症状を抑えます。

③ 新しい作用をもつ薬

受容体とは関係なく、神経終末と結合し、過剰な興奮を抑えて、抑制作用を示します。

3 副作用と注意点

副作用

眠気・めまい・運動失調・吐き気・嘔吐・眼振・視覚異常等

表3-6 抗てんかん薬

分類		一般名（商品名）	副作用
①神経の興奮を抑える薬	フェニトイン系	**フェニトイン**（アレビアチン）	悪心
	スクシミド系	**トリメタジオン**（ミノアレ）	眠気
	カルバマゼピン	**カルバマゼピン**（テグレトール）	ふらつき
②抑制系の働きを強める薬	バルビツール酸系	**フェノバルビタール**（フェノバール）	骨軟化
	ベンゾジアゼピン系	**クロナゼパム**（ランドセン）	喘鳴
	バルプロ酸ナトリウム	**バルプロ**（セレニカ）	傾眠
	ゾニサミド	**ゾニサミド**（エクセグラン）	感覚異常
	ガバペンチン	**ガバペンチン**（ガバペ）	めまい
①+②	PHTとPBの配合薬	**ヒダントールD配合錠・E配合錠・F配合錠**	発疹
③新しい作用をもつ薬	レベチラセタム	**レベチラセタム**（イーケプラ）	抑うつ

注意点

十分な量の薬で、発作を抑えることになります。

血液中の抗てんかん薬の量（血中濃度）を定期的に量ります。

脳（のう）に抑制的（よくせい）に作用しますので、眠気、ふらつきの副作用からの転倒、ふらつきによる二次的事故に注意します。

まとめ

　抗てんかん薬は、十分な量だけ単一薬を使用するのが基本ですが、それでもコントロールできない場合、多剤併用となります。また、症候性てんかんは、原疾患の治療も必要となります。そのため、薬の数が増えますので、支援者としては、それぞれの薬の副作用も把握しながらケアにあたりましょう。

記憶がどんどん曖昧になっていく
——認知症：認知症治療薬

「食事はまだ？」「財布を盗られた！」

　昨日から食事をしていないと怒りがおさまらない利用者がいます。実は、3食きちんと食事をし、そのうえおやつや夜食も食べています。

　「ここに置いた財布を、あなたが持って行かなかった！」と支援者に怒る利用者もいます。このように日々、記憶が曖昧（あいまい）になっていきます。度重なると、支援者の気持ちが滅入（めい）ってしまいますが、どのように対応すればよいのでしょうか。

▶ さっき食べましたよなどと否定をせず、「少し待ってくださいね」と寄り添いながらかかわることが大切です。

 認知症とは？

　認知症（にんちしょう）とは、脳（のう）の働きの低下で、記憶・判断力・問題解決・実行機能等が障害され、日常生活に支障をきたすことをいいます。症状には、主に脳（のう）の働きの低下によって直接的に起こる症状である中核症状と行動・心理症状（BPSD）があります。

　中核症状は、記憶障害、見当識障害、理解・判断力の低下、実行機能障害、言語障害（失語）、失行・失認等の認知機能の障害等です。

　記憶障害では、食事を食べたかどうかを忘れ、進行すると自分の名前も家族の存在すら忘れてしまいます。物忘れは高齢者の誰もが経験するものですが、認知症（にんちしょう）の記憶障害は、時間がすっぽりと抜けてしまうため、食べたことも夫や子どもの名前も思い出すことができません。自分が今どこにいるのか分からなくなる見当識障害や、食事を段

認知症の中核症状

記憶障害

食事をしたことを忘れる

待ち合わせをしたことや、その時刻・場所を忘れる

見当識障害

よく知っている場所で迷う

理解・判断力の低下

料理の仕方がわからない

言語障害

言葉が出ない、言い間違える

失行

服の着方がわからない

失認

物を認識できない

取りよく作ることができない実行機能障害等の症状も出現します。

　BPSD では、徘徊、過食・拒食、幻覚・妄想、不潔行動等があります。1日中、目的もなく歩き回る徘徊や、排泄物をこねくり回す不潔行為等、本人だけではなく家族や支援者も巻き込むこととなっていきます。また、在宅での困りごとでよく相談されることが服薬拒否です。無理強いをして飲ませずに、時間をずらして本人が落ち着くのを見計らってから服薬をしてもらうなどの工夫をします。大事なことは決して否定せずに寄り添い、その症状が起きている背景を探ることです。

　老年期認知症の分類を表3－7に示します。

表3-7　老年期認知症の分類

分類	症状
脳血管性認知症	高血圧、脂質異常症、糖尿病から脳の動脈硬化が進み、脳梗塞や脳出血が起こり、脳が障害されて認知症となります。
アルツハイマー型認知症	大脳の側頭葉にある海馬が萎縮していく神経変性疾患です。神経細胞が消失し、神経原繊維が変化し、老人斑ができるなどの特徴があります。記憶障害や見当識障害などの中核症状が徐々に進行します。
レビー小体型認知症	脳の側頭葉、後頭葉の萎縮や活動性が低下し、幻視が見えるのが特徴です。手の震えや小刻み歩行、無表情等のようなパーキンソン病のような症状に加えて、便・尿失禁等の自律神経症状が伴います。
前頭側頭型認知症	脳の前頭葉、側頭葉に萎縮が起きて、判断力が低下するのが特徴です。社会のルールに合わせた行動が難しくなり、買い物で会計をしないで持ち帰ったり、異常な行動をとったりします。
その他の認知症	甲状腺機能低下症・慢性硬膜下血腫・正常圧水頭症・脳腫瘍・髄膜炎・代謝性脳症・内分泌性脳症・薬物の副作用等からくる認知症は、原因疾患を治療することによって回復可能なものが多いです。

2 認知症治療薬の薬理作用

　全体の7割を占めるアルツハイマー型認知症の治療には、アセチルコリンの量を増やして情報伝達を促進する薬や、過剰になったNMDA受容体の興奮を抑える薬があります。

① アセチルコリンの量を増やす薬

　アセチルコリンは神経伝達物質で、脳内では認知機能を保つ働きをもっています。コリンエステラーゼ阻害薬はアセチルコリンの分解酵素を阻害して、記憶・学習に関係するアセチルコリンの量を減らさないようにし、認知機能を改善することが期待されています。

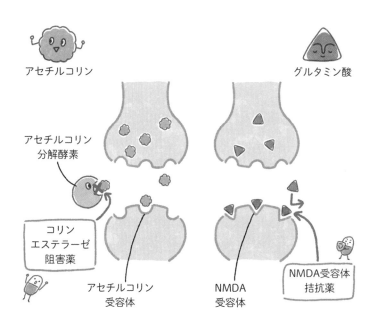

アセチルコリン

グルタミン酸

アセチルコリン
分解酵素

コリン
エステラーゼ
阻害薬

アセチルコリン
受容体

NMDA
受容体

NMDA受容体
拮抗薬

表3－8　アルツハイマー型認知症治療薬

分類		一般名（商品名）	副作用
①アセチルコリンの量を増やす薬	コリンエステラーゼ阻害薬	**ドネペジル**（アリセプト）	高度の徐脈
	コリンエステラーゼ阻害薬（貼付薬）	**リバスチグミン**（イクセロン）	失神
②過剰になったNMDA受容体の興奮を抑える薬	NMDA受容体拮抗薬	**メマンチン**（メマリー）	めまい

② 過剰になった NMDA 受容体の興奮を抑える薬

　脳内の神経興奮物質であるグルタミン酸により、NMDA受容体が過剰に活性化されると、脳内でグルタミン酸の働きが乱れ、神経細胞や神経の情報が障害されます。グルタミンの働きを抑え、神経細胞を保護し、神経伝達を整えます。

　イライラ感を抑え、心を穏やかにする働きがある一方で、活動性が低下する可能性があります。中等度および高度のアルツハイマー型認知症の進行抑制があるとされ、コリンエステラーゼ阻害薬との併用が

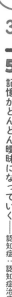

認められています。

　また、薬物療法以外にも、音楽療法、芸術療法、作業・理学療法のリハビリテーション、回想法等がありますが、治療と同じように重要なのが、支援者の対応です。いついかなる時も、心にゆとりをもち支援していきます。

3 副作用と注意点

副作用

　吐き気、下痢（げり）等の消化器症状・徐脈（じょみゃく）・失神・興奮・眠気・めまい等

注意点

　認知症（にんちしょう）は薬による治療だけではなく、以下の気配りが必要です。

・心のこもった寄り添う介護を行う。

・置かれている環境を整える。

・本人に役割を与える。

・外部からの刺激を与える。

まとめ

　認知症（にんちしょう）の根本的治療法は確立していません。そうした先の見えない状況やBPSDに支援者は振り回されがちですが、生活環境の改善や適切な薬物療法によってBPSDの改善は可能です。これには、支援者の**アセスメント**能力がより重要となってきます。

6 とにかく痛い！
──がん等：鎮痛薬

「この痛みをなんとかして！」

「死ぬまでこの痛みと付き合うなんてごめんだわ」と、毎日の痛みに嘆き、悲嘆に暮れる利用者がいます。

痛みで、日常の生活もままならず、そのうえ、出口の見えないトンネルに入ったようで、心の痛みも伴っていきます。

▶ 炎症性の痛みなのか原因が分かれば適切な鎮痛薬の選択ができます。

1 痛みとは？

痛みの原因

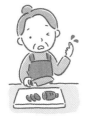

体をぶつけたり、傷を負った時等、受容体が痛みを感じて、その信号を脊髄や脳へ送り、痛みが発生します。

侵害受容性疼痛

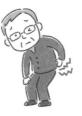

末梢の神経の帯状疱疹後神経障害、糖尿病性神経障害、脳卒中後疼痛、脊髄損傷後疼痛、椎間板ヘルニア、三叉神経痛等でも痛みが起こります。このような痛みを神経障害性疼痛といいます。

神経障害性疼痛

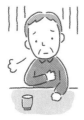

心理的な影響を受け、神経や体に損傷がなくとも痛みを感じることがあります。

心因性疼痛

痛みは、生活の質（QOL）を低下させる非常に**不愉快な身体からの信号**です。しかし、この痛みは身体の異常を伝える警告反応でもあります。また、強い痛みや長く続く痛みは、高齢者の生きる意欲を削いでしまう可能性があります。

原因を特定し、少しでも早く痛みを取り除いてあげましょう。

痛みの原因によって、対処法は異なります。

痛みは、**発痛物質**であるブラジキニン・セロトニン・ヒスタミン・アセチルコリン等が関与し、プロスタグランジンは痛みを助長すると考えられています。

痛み止めには、麻薬、非麻薬性鎮痛薬、ピリン系解熱鎮痛薬、非ピリン系解熱鎮痛薬、非ステロイド性抗炎症薬があります。ここでは、非ステロイド性抗炎症薬について解説します。

非ステロイド性抗炎症薬（NSAIDs）とは、ステロイドホルモン以外の薬物で、**炎症に効果のある薬**の総称です。痛みを抑える、熱を下げる、炎症を抑える、抗血小板作用等があり、日常的によく使われています。

慢性関節リウマチでは最初に使用する薬として知られ、そのほか感染症や膠原病、頭痛、神経痛、神経炎、帯状疱疹、腰痛、筋痛症、変形性関節症、痛風、歯痛、月経痛、がん等で幅広く用いられています。

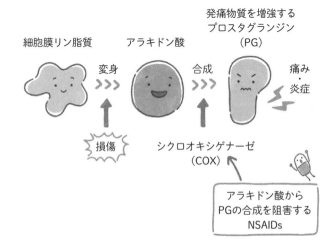

細胞膜リン脂質　　アラキドン酸

発痛物質を増強する
プロスタグランジン
（PG）

変身　　　　合成　　　　痛み・炎症

損傷　　　　シクロオキシゲナーゼ
（COX）

アラキドン酸から
PGの合成を阻害する
NSAIDs

2 鎮痛薬の薬理作用

　プロスタグランジン（PG）の合成酵素であるシクロオキシゲナーゼを阻害することで痛みを抑えます。**シクロオキシゲナーゼ（COX）**には、**COX-1** と **COX-2** の 2 つがあります。一方で、PG は胃粘膜保護や腎機能にも作用しており、合成を阻害することで、副作用として胃痛等の消化管症状や腎障害を起こすことがあります。

　NSAIDs は、アラキドン酸から **PG の合成を阻害することで、鎮痛、解熱、抗炎症作用をもちます**。PG 自体には発痛作用はありませんが、ブラジキニン等の発痛物質の作用を増強し、痛みを起こします。合成酵素の COX-1 は大部分の組織に定常的に存在し、身体機能を維持しています。COX-2 は炎症に伴って誘導されます。

　NSAIDs は程度の差はありますが、**COX-1 および COX-2 のどちらの活性も抑制**します。

　また、NSAIDs は **酸性薬** と **塩基性薬** と **COX-2 選択的阻害薬** 等に分けられます。効果や副作用が個人によって異なるため、効果を得られない時にはほかの薬に変更します。

　胃腸障害の少ない腸溶剤、1 日 1 回服用の除放剤、胃腸障害が少なく効果が強い坐薬、胃腸障害の少ない **プロドラッグ**、副作用の少ない経皮吸収剤、貼付剤、湿布剤、吸収が速く作用の強い注射等、それぞれ利点のある薬が開発されています。

　プロドラッグは不活性体として胃腸粘膜から吸収されて、体内で代謝され活性体に変わり、効果を現します。

　高齢者の場合、慢性的な痛みを訴えるため、長期間にわたり痛み止めを服用します。また、痛みの強さによって段階的に薬を使い分けます。

① ピリン系解熱鎮痛薬

　痛覚の感受性を低下させ鎮痛作用を示します。

② 非ピリン系解熱鎮痛薬

中枢に作用して鎮痛・解熱作用を発揮し、解熱鎮痛薬として幅広く使われています。

③ 合剤

痛覚の感受性を低下させる薬や中枢に作用する薬を配合して痛みを緩和します。

④ 非ステロイド性抗炎症薬（NSAIDs）（酸性抗炎症）

末梢、中枢神経に作用し、痛みを緩和します。

⑤ 非ステロイド性抗炎症薬（NSAIDs）（塩基性抗炎症）

炎症部位で、**起炎物質**を強く阻害して、急性の炎症を抑えます。

表3-9　鎮痛薬

分類		一般名（商品名）	副作用
①ピリン系解熱鎮痛薬		**スルピリン**（スルピリン）	胃腸障害
②非ピリン系解熱鎮痛薬		**アセトアミノフェン**（カロナール）	食欲不振
③ピリン系（合剤）		**SG 配合顆粒**	めまい
③非ピリン系（合剤）		**バファリン配合錠**	胃痛
④NSAIDs（酸性）	サリチル酸	**アスピリン**（アスピリン）	出血・喘息
	フェナム酸	**メフェナム**（ポンタール）	浮腫
	アリール酢酸	**ジクロフェナク**（ボルタレン）	潰瘍
	プロピオン酸	**ロキソプロフェン**（ロキソニン）	倦怠感
	ピリミジン系	**ブコローム**（パラミヂン）	ふらつき
	オキシカム	**ロルノキシカム**（ロルカム）	消化性潰瘍
⑤NSAIDs（塩基性）		**チアラミド**（ソランタール）	悪心
⑥コキシブ系選択的阻害薬		**セレコキシブ**（セレコックス）	下痢
⑦神経障害性疼痛治療薬		**プレガバリン**（リリカ）	口渇
⑧その他		**ワクシニアウイルス接種家兎炎症皮膚抽出液**（ノイロトロピン）	眠気

⑥ コキシブ系選択的阻害薬

COX-2 を選択的に阻害して、抗炎症・鎮痛作用を示します。

⑦ 神経障害性疼痛治療薬

グルタミン酸等の伝達物質の遊離を抑制し、鎮痛効果を示します。

⑧ その他

痛覚過敏の改善、局所循環障害の改善により鎮痛効果を示します。

3 副作用と注意点

副作用

吐き気、胃痛等の消化器症状・便秘・眠気・腎機能低下・喘息等

注意点

長期連用による胃腸障害が起こりやすいため、痛みの具合だけではなく、胃腸障害にも気を配る必要があります。
鎮痛薬は対症療法であり、根本療法ではありません。

まとめ

まずは、痛みを訴える利用者の苦痛を取り除くことも大切なことですが、鎮痛薬は副作用の強い薬です。痛みの原因を見きわめ、最少限の薬の使用で痛みをコントロールしていけるのが最善です。そのためにも、医療との連携を深めてケアにあたりましょう。

7 突然激痛におそわれる
——痛風：痛風・高尿酸血症治療薬

「足が痛くて歩けない！」

とりわけ、足の指が痛いと訴える利用者がいたら、痛風（つうふう）を疑ってみてください。「昔は、銀座や六本木によく飲みに行ったものだ」などとお酒を飲むことが自慢の高齢者は要注意です。過去の生活習慣から高尿酸血（こうにょうさんけっ）症（しょう）を発症します。

▶ 早めにクリニックを受診するように勧め、痛みの原因を特定します。

1 痛風・高尿酸血症とは？

痛風（つうふう）は尿酸（にょうさん）が身体のなかに溜まり、それが結晶になって炎症（えんしょう）を起こし、**関節等で激しい痛みを生じる病気**です。放置すると痛みを繰り返し、身体のあちこちに結節ができ、腎臓（じんぞう）が悪くなります。また、尿路（にょう ろ）結石ができることもあります。

尿酸（にょうさん）は身体の**プリン体等からできる老廃物**です。1日に約500〜700mL作られますが、尿（にょう）中に排泄（はいせつ）されてバランスを保っています。また、痛みや発作が起きる前に、尿酸値（にょうさんち）の高い状態が長く続きます。これを**高尿酸血症**（こうにょうさんけっしょう）といいます。

痛みは激しく、耐えがたいほどです。風が吹いて、患部に触れるだけでも**痛みを感じるために痛風**（つうふう）**発作**（えんしょう）といわれています。

発作は炎症を抑える薬を服用することでよくなります。

痛みの好発部位は、足の親指の付け根、踵（かかと）、膝（ひざ）、手・指の関節、肩、耳介（じ かい）等です。

高尿酸血症（こうにょうさんけっしょう）発症時は、肥満（ひまん）の解消、摂取エネルギーの見直し、プリ

表3－10　プリン体の多い食品と少ない食品（総プリン体表示）

きわめて多い （＞300mg）	鶏レバー、真イワシ干物、イサキ白子、 あんこう肝	
多い （200～300mg）	レバー、カツオ、真イワシ、大正エビ、 真アジ干物	
少ない （50～100mg）	ウナギ、ワカサギ、豚、牛ハム、ほう れんそう	
きわめて少ない （＜50mg）	コンビーフ、豆腐、鶏卵、とうもろこし、 ジャガイモ	

ン体を含む食事の制限、アルコールや水分摂取の量、日々の運動やストレスの解消等の生活を見直し、改善する必要があります。

2 痛風・高尿酸血症治療薬の薬理作用

薬の使用は発作時と寛解期（かんかいき）とで分けます。

① 痛風発作が起きた時

1）発作抑制薬

コルヒチンは予兆・発症後遅くとも2時間以内に服用します。白血球からの炎症（えんしょう）物質が放出されないように働き、痛みを抑えます。

2）発作時に飲む薬

非ステロイド性抗炎症薬（こうえんしょうやく）（NSAIDs（エヌセイズ））は、極期は短期間のみ比較的大量に投与（とうよ）して炎症を鎮静（ちんせい）し、痛みを抑えます。軽快期は、鎮痛（ちんつう）・消炎効果がみられたら服用を中止します。

② 寛解期

尿酸排泄促進薬（にょうさんはいせつ）、尿酸生成抑制薬（にょうさん　よくせいやく）、尿アルカリ化薬を使用します。

1）尿酸排泄促進薬

腎臓（じんぞう）に働きかけて尿酸の排泄量（にょうさん　はいせつりょう）を増やし、尿酸値（にょうさんち）を下げます。

薬は少量から使い始め、少しずつ増やし、約半年かけて目標に達するようにします。

尿酸を排出させるため、水分量を多くし、1日の尿量が2L以上となるように心がけます。3〜6か月ほどかけて徐々に尿酸値を6mg/dl以下にコントロールできるまで、きちんと服用を続けます。

尿酸の尿細管再吸収を抑制し、尿中への排泄を促進します。この薬は痛みが治まってから使用します。

2）尿酸生成抑制薬

肝臓で、尿酸を生成する酵素の働きを抑えます。この薬も鎮静化してから使用します。

3）尿アルカリ化薬

尿をアルカリ化します。pHが5.5以下の酸性尿では尿酸は結石を作りやすくなるため、尿をアルカリ性にします。尿の酸性度を下げて、pH6.0〜7.0に調整する薬です。

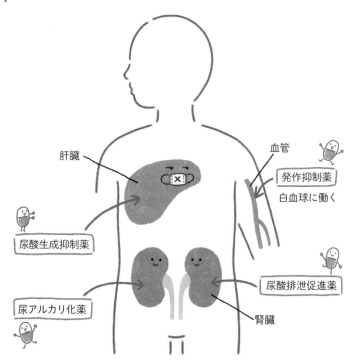

肝臓

血管

発作抑制薬
白血球に働く

尿酸生成抑制薬

尿酸排泄促進薬

尿アルカリ化薬

腎臓

表 3 − 11　痛風・高尿酸血症治療薬

	分類	一般名（商品名）	副作用
①痛風発作が起きた時	1）発作抑制薬	**コルヒチン**（コルヒチン）	発疹
	2）発作時に飲む薬	**ジクロフェナク**（ボルタレン）	胃腸障害
②寛解期	1）尿酸排泄促進薬	**ベンズブロマロン**（ユリノーム）	下痢
	2）尿酸生成抑制薬	**アロプリノール**（ザイロリック）	全身倦怠感
	3）尿アルカリ化薬	**クエン酸カリウム・クエン酸ナトリウム**（ウラリット）	頻尿

3 副作用と注意点

副作用

腹痛と下痢等の胃腸障害・発疹・発熱・胃潰瘍・腎障害・食欲不振・全身倦怠感・悪寒・頻脈・皮疹等

注意点

尿酸値の変動により発作が起きやすくなります。

水分を多く摂り、尿量を1日2L以上とします。

プリン体を多く含む食品の摂取を控えます。

まとめ

　痛風の痛みはなかなか共感するのが難しいのですが、「息ができないほど痛い」「痛くてとても歩けない」などと訴える利用者の思いを受け止めて、ケアにあたりましょう。痛みがある間は安静が大切ですので、無理に動かさないように気を配ります。薬以上に食習慣、**生活習慣の改善**が再発作を防ぎますので、改善の取り組みも支援しましょう。

8 いつも関節が痛む
——関節リウマチ：関節リウマチ治療薬

「歳のせいか、節々が毎日痛むのよ」

こう話される利用者ですが、少し手が変形しているように見えます。聞くと雨の日や寒い日に特に痛みが出たり、いつまでも痛みが消えない時期もあったりするようです。

▶ 関節の変形などを確認しながら、負荷をかけない支援の工夫をします。

1 関節リウマチとは？

関節リウマチは**膠原病**の1つで、自己免疫機構の異常により、関節液を作る滑膜が必要以上に増殖し、関節内に慢性的な炎症が生じる自己免疫疾患です。

関節液は関節の潤滑と栄養補給の役割を担っていますが、関節リウマチの場合、滑膜がさまざまな破壊物質を産生して、次第に自分の関節軟骨や骨を壊していきます。

はじめは両方の手や足の指の関節が対称的に腫れて、**朝のこわばり**が、主な症状となります。疾患の進行度から、早期発見、早期治療が必要です。

破壊の程度によって、日常生活が保てる状態から、車いす生活となり、いずれは寝たきり状態になることもありますが、適切な治療等に

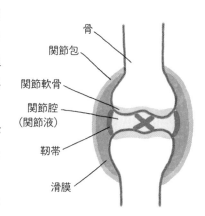

骨
関節包
関節軟骨
関節腔
（関節液）
靭帯
滑膜

よって、リウマチの症状が消失する寛解期を維持できるようになりました。また、倦怠感や貧血、微熱等の全身症状も伴います。

骨の破壊が進行するなかで、激しい痛みと発熱を伴います。病気の進行を止める薬と同時に、鎮痛薬の服用が重要です。

痛みのひどい**急性期と、症状が治まっている寛解期が交互**に訪れます。薬物療法・リハビリテーション・手術等で完治を目標として治療を続けます。症状を悪化させないためには適切な休養と栄養が重要です。

2 関節リウマチ治療薬の薬理作用

関節リウマチでは**早期の治療**が大切です。

治療は薬物療法が基本であり、非ステロイド性抗炎症薬（NSAIDs）と抗リウマチ薬（DMARDs）を基本として、ステロイド、生物学的製剤を使います。

① 非ステロイド性抗炎症薬（NSAIDs）

関節の腫れや痛みを和らげます。

関節の腫れやひどい痛みが長期間続く場合、NSAIDs を継続的に服用します。

② 抗リウマチ薬（DMARDs）

関節リウマチの原因である**免疫の異常を抑制**し、病気の進行を抑えます。服薬から効果発現まで 3 〜 6 か月かかるため、NSAIDs を併用します。

③ ステロイド

炎症を抑える作用が強力で、**関節の腫れや痛みを和らげる働き**があります。

表3−12 関節リウマチ治療薬

分類	一般名（商品名）	副作用
①非ステロイド性抗炎症薬（NSAIDs）	**ロキソプロフェン**（ロキソニン）	胃腸障害
②抗リウマチ薬（DMARDs）	**ブシラミン**（リマチル）	皮疹
	メトトレキサート（リウマトレックス）	舌炎
	タクロリムス（プログラフ）	口渇
	トファシチニブ（ゼルヤンツ）	鼻咽頭炎
③ステロイド	**プレドニゾロン**（プレドニン）	浮腫
④生物学的製剤	**インフリキシマブ**（レミケード）	血圧上昇
	トシリズマブ（アクテムラ）	口内炎
	カナキヌマブ（イラリス）	感染症
	アバタセプト（オレンシア）	発疹

※ NSAIDs の詳細は、表3−9を参照

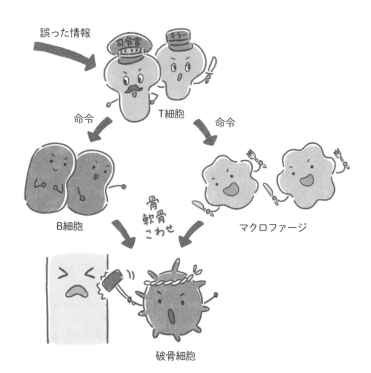

④ 生物学的製剤

生体内の炎症を引き起こす**サイトカイン**の働きを妨げ、**関節破壊が進行するのを抑えます**。

3 副作用と注意点

ステロイド：糖尿病・骨粗鬆症・白内障・感染症等
抗リウマチ薬：発疹・骨髄抑制・肝障害・間質性肺炎等
非ステロイド性抗炎症薬：胃腸障害・腎障害・肝障害等

注意点

段差解消、トイレの改修等による生活環境の改善や指や関節に負担をかけないような生活用具の工夫、栄養バランスのよい食事の提供が必要です。

長い闘病生活が続くなか、身体を保護する服や靴等を選び、生活を楽しむことに心がけます。

抗リウマチ薬や生物学的製剤によって感染症が起こりやすくなりますので、予防接種も含めて対策が必要です。

まとめ

関節が痛むのは「年のせい」にして我慢している利用者がいますが、関節リウマチや**変形性膝関節症**などであれば、適切な治療をしないと悪化する可能性がありますので、受診へつなげるのが支援者の役割です。また、支援の基本は痛みのコントロールと負荷をかけない生活環境の提供です。医療、リハビリテーション、介護で連携しながら見守っていきましょう。

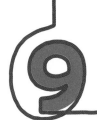

9 ものが見えづらい
——緑内障ほか：点眼薬

「朝はこの目薬をさして、夜はあの目薬をささないと、次の日になぜか目が見えにくいと感じるの。こんなに何種類も目薬があると分からなくなってしまうわ」

幾種類もの目薬を処方されて、嘆いている利用者がいます。

点眼の支援は、介護職も許されている行為です。点眼支援のコツについて考えてみましょう。

▶ 点眼薬の点眼の作法を確認してみましょう。

1 目のトラブル

目の充血・目の乾き・目の痛み・目のかゆみ・目やに・目のかすみ・目の疲れ等、**目のトラブルにもいろいろ**あります。

目は外からの光を介して、いろいろな刺激を脳に伝えるための器官です。光の明暗、色やものの位置、時間的な動きを感じとる眼球と、眼瞼、結膜、涙器、眼筋等から成ります。

例えば、眼瞼は眼球の前面を覆う薄い皮膚のひだで、物理的・化学的刺激から目を防護するほか、眩しいとき目に入る光の量を減らしたり、まばたきによって目の表面を涙で潤して清浄に保ったりするなどの機能をもっています。

目の病気もそれぞれの組織のトラブルによって治療法がまるで違ってきます。

主な目の疾患

緑内障

　緑内障はいろいろな原因で、眼圧が高くなり視神経を痛めて**視野が欠けていく**、失明率の高い目の病気です。

正常　　　　緑内障

　緑内障は、房水の排出に問題が起き眼圧が高くなり、視神経を痛めて進行すると失明に至ります。原因の主なものは眼圧ですが、それ以外に遺伝的要因・近視・糖尿病・循環器疾患・加齢等が考えられます。

白内障

　レンズにあたる水晶体が、**白く濁って霞んで見えるようになります**。白内障は、先天性の場合と薬、外傷、アトピー性皮膚炎等の原因も考えられます。

白内障

加齢黄斑変性

　網膜の中心部の黄斑部が、加齢によって障害されます。**ものが小さく見えたり、ゆがんで見えたり、視野の中心部が見えにくくなります。**

加齢黄斑変性

ドライアイ

　角膜や結膜の表面が、涙の減少や成分の変化によって乾いてきます。**目が疲れる、目がゴロゴロする、目に違和感を感じる**ようになります。若い人ではパソコンや携帯電話が原因となります。

感染性結膜炎

　細菌・ウイルス等の感染によって起こる結膜炎です。一刻も早い治療が必要となります。

2 点眼のコツ

　点眼薬は、結膜の上に滴下するために、無菌的に製造されています。点眼の際に容器の先端がまぶたやまつげに触れると、雑菌が薬液に混入して汚染を生じる原因となるため、触れないように注意しながら１滴ずつ正確に点眼します。

　１滴の薬液の量は約 $50\,\mu$ L で、目の容積は $20\,\mu$ L 程度です。何滴点眼しても効果が増すわけではなく、むしろ鼻粘膜や喉から吸収されて、副作用を起こしやすくなります。

　目頭を軽く押さえると、薬液が鼻腔内へ流れ込むのを防ぐことができるとともに内臓に薬液が流れ込むことも防ぐことができ、効果的とされています。

3 点眼薬の種類

① 縮瞳薬
　瞳孔を収縮させて眼圧を低下させるので、緑内障の治療薬としても用いられます。

② 散瞳薬
　瞳孔を意図的に広げるため用いられます。

③ 角膜治療薬
　ドライアイや角膜上皮の障害、眼精疲労等に効果があります。また、結膜や角膜の乾燥を防ぎます。

④ 副腎皮質ステロイド
　抗炎症作用や抗アレルギー作用をもっています。

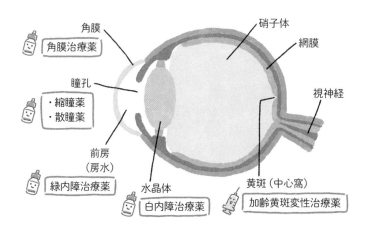

角膜
角膜治療薬

硝子体

網膜

瞳孔
・縮瞳薬
・散瞳薬

視神経

前房
（房水）

緑内障治療薬

水晶体
白内障治療薬

黄斑（中心窩）
加齢黄斑変性治療薬

⑤ 非ステロイド性抗炎症薬（NSAIDs）

炎症を起こすプロスタグランジンの生成を抑えて、痛みや炎症を抑えます。

⑥ 緑内障治療薬

緑内障の治療に房水を排出する機能を高めることで眼圧を下げます。また、視神経の働きをよくすることで緑内障の進行を食い止めます。

⑦ 白内障治療薬

白内障で生じた濁りを治す薬はありませんが、少しでも進行を遅らせます。

⑧ 抗菌薬

抗菌成分が配合され、**はやり目**や**ものもらい**（麦粒腫）、眼瞼炎等に効果があります。

⑨ ビタミン製剤

ビタミンBを含む点眼薬で、角膜炎や眼瞼炎等を改善します。

⑩ アレルギー性疾患治療薬

目のかゆみや充血などのアレルギー症状を抑えます。

⑪ 加齢黄斑変性治療薬

ビスダイン（注射）による**光線力学的療法**か**抗 VEGF 薬**の注射で治療を行います。

表3－13　点眼薬

分類	商品名	使用方法
①縮瞳薬	サンピロ点眼薬	１回１～２滴 １日３～５回
②調節麻痺・散瞳薬	ミドリンM	１回１～２滴 １日１回
③角膜治療薬	ムコスタ点眼液	１回１～２滴 １日４～５回
④副腎皮質ステロイド	リンデロン点眼薬	１回１～２滴 １日３～４回
⑤非ステロイド性抗炎症薬 （NSAIDs）	ニフラン点眼液	１回１～２滴 １日４回
⑥緑内障治療薬	キサラタン点眼薬	１回１滴 １日１回
⑦白内障治療薬	カタリン点眼薬	１回１～２滴 １日３～５回
⑧抗生物質	ベストロン点眼薬	１回１～２滴 １日４回
⑧抗菌薬	クラビット点眼薬	１回１滴 １日３回
⑧抗真菌・抗ウイルス薬	ピマリシン点眼液	１回１～２滴 １日６～８回
⑨ビタミン製剤	フラビタン点眼薬	１回１～２滴 １日３～６回
⑩アレルギー性疾患治療薬	インタール点眼薬	１回１～２滴 １日４回
⑪加齢黄斑変性治療薬	ビスダイン	注射

4 副作用と注意点

眼局所：眼の痛み・かゆみ・充血等

全身：頭痛・口渇・血圧低下等

注意点

　1日に何回、点眼しても効果は変わらないので、決められた回数・滴数を守ることが大切です。

　必要以上の点眼は、副作用の可能性を増します。また、全身の副作用を引き起こす可能性もあります。

　保存方法や使用期限を確認しておきましょう。開封後の使用期限は1か月です。

まとめ

　複数の点眼薬を使用している利用者の場合、「煩わしいから、まとめて時間を空けずに点眼している」「間を空けたら次の点眼を忘れてしまった」など、正しい点眼方法を守ることが大変です。点眼間隔は5分です。2種類以上点眼薬が処方されていれば、正しく点眼できるような工夫が必要です。あまりにも点眼薬が多く、利用者も煩わしくて一部しかさしていないような場合は、医師に点眼ができていないことを伝える必要があります。

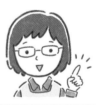

10 息苦しい
—— 喘息：喘息治療薬

少し動くだけでゼーゼーと息が上がり、見ていてとてもつらそうな利用者がいます。しばらく静かにしているとどうにか、落ちつくようです。

子どもの頃から喘息の既往歴があり、本人は慣れているようですが、ケアに入ると見ていて不安なことがあります。

▶ 発作が起きた時に使う吸入薬の置き場所など、薬の収納場所を確認しておきましょう。

1 喘息とは？

喘息とは、何らかの刺激によって**気管支が狭くなり、呼吸が苦しくなる**気道の慢性炎症疾患です。喘息の発作を繰り返すと気管支の粘膜が厚くなり、少しの刺激でも喘息発作を起こしやすくなります。高齢で感覚機能が低下したり、喘息の症状が長かったりすると、身体が症状に慣れてしまい、息苦しさに気づかず**未治療**のままで、症状が悪化することがあります。

発作は夜間から早朝にかけて起こることが多く、独居や高齢者世帯

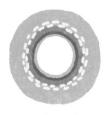

正常な気道

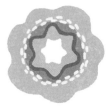

喘息の気道

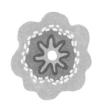

喘息発作時の気道

では緊急時に対応が難しいため、日頃から薬によるコントロールが必要です。しかし、夜中に息ができない、息が苦しい等の喘息の発作に見舞われて、救急車で運ばれた経験をもつ高齢者は、緊急時の気管支拡張薬に依存しすぎる傾向にあります。

　喘息の発病の原因は、アレルギー体質による場合と室内のほこり、花粉、カビ、ダニ、ペット、大気の汚染、喫煙、食品添加物、薬物、低気圧、台風、刺激臭、過労、ストレス等の環境因子があります。

　支援者は、喘息をコントロールするための薬の作用をよく理解し、ほかの職種と連携をとりながら、健康な高齢者と変わらない生活が送れるように手助けする必要があります。

喘息の発症の流れ

①アレルゲンが身体のなかへ入る→②侵入したアレルゲンの情報がT細胞へ伝わる→③T細胞は、B細胞を刺激し、活性化したB細胞はIgE抗体を大量に作り、放出する→④IgE抗体はマスト細胞の表面にくっつき、次のアレルゲンの侵入を待つ（感作状態）→⑤アレルゲンが再び身体のなかへ侵入すると、アレルゲンとIgE抗体が結合（マスト細胞が活性化）する。マスト細胞がヒスタミンやロイコトリエン等の炎症性物質を放出し、気道に炎症が起きる。

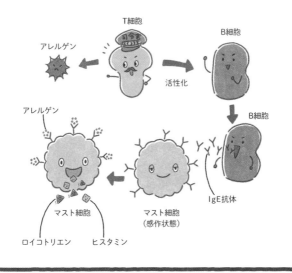

アレルゲンから喘息の起きる仕組みを確認しておきます。

気管支を拡げたり、咳を鎮める咳嗽薬や痰を抑える去痰薬があります。

2 喘息治療薬の薬理作用

喘息の治療薬には、長期的にアレルギー反応を抑える薬と発作時に使う薬があります。

発作時に使う気管支拡張薬にも、喘息をコントロールする長期管理薬にも内服薬と吸入薬があります。

① 気管支の炎症を抑える薬

ステロイド

長期管理薬は主に気管支の炎症を抑える強力な抗炎症作用をもつ吸入ステロイドです。

アレルギー反応を抑える内服薬もあります。

② 気管支を拡げて呼吸しやすくする薬

１）β₂アドレナリン受容体刺激薬

発作時に使う気管支拡張薬はβ₂アドレナリン受容体刺激薬です。効果が早く出る短時間作用型と長時間作用型があります。吸入薬、内服薬、貼付薬があります。

２）テオフィリン薬

細胞内伝達物質のホスホジエステラーゼの活性阻害により、気管支を拡張します。

３）抗コリン薬

副交感神経を遮断して気管支を拡張させます。

③ アレルギー反応を抑える薬

ロイコトリエン受容体拮抗薬
　気管支を収縮したり、炎症を起こす**ロイコトリエン**という物質の作用を抑えて、気管支を拡張させます。

④ 症状を抑える薬
　咳を鎮める咳嗽薬や痰を切る去痰薬があります。

表3－14　喘息治療薬

分類		一般名（商品名）	副作用
①気管支の炎症を抑える薬	吸入ステロイド	**フルチカゾン**（フルタイド）	咽喉頭症状
	吸入ステロイド・β_2刺激配合薬	**サロメテロール・フルチカゾン**（アドエア）	嗄声
②気管支を拡げて呼吸しやすくする薬	β刺激薬	**エフェドリン**（エフェドリン）	心悸亢進
	β_2刺激薬（SABA）	**サルブタモール**（ベントリン）	動悸
	β_2刺激薬（SABA/LABA）	**プロカテロール**（メプチン）	頻脈
	β_2刺激薬（LABA）	**ツロブテロール**（ホクナリン）	振戦
	テオフィリン薬	**テオフィリン**（テオドール）	嘔吐
	テオフィリン配合薬	**アストモリジン**（合剤）	眠気
	抗コリン薬（SAMA）	**イプラトロピウム**（アトロベント）	頭痛
	抗コリン薬（LAMA）	**チオトロピウム**（スピリーバ）	咳嗽
	抗コリン薬・β_2刺激配合薬	**ウメクリジニウム・ビランテロール**（アノーロ）	口内乾燥
③アレルギー反応を抑える薬	ロイコトリエン受容体拮抗薬	**プランルカスト**（オノンカプセル）	発疹
④症状を抑える薬	咳嗽薬	**チペピジンヒベンズ**（アスベリン）	眠気
	去痰薬	**サポニン系**(セネガシロップ)	消化器症状

③ 副作用と注意点

副作用

ステロイドの吸入薬：嗄れ声・口腔、食道、胃のカンジダ等

ステロイド内服薬：高血糖・高血圧・胃腸障害等

気管支拡張薬の吸入：心悸亢進等

気管支拡張薬の貼付・内服薬：動悸・振戦等

注意点

ステロイドの吸入薬は**使用後に必ずうがいが必要**です。

1回の吸入の噴霧量や1日の回数を確認し、正しく吸入できているかに注意します。

まとめ

　慢性的に息苦しいという訴えの裏には、気管支喘息、咳喘息、気管支炎、COPD等が隠れていますが、これらは、高齢者の場合、リスクが高いため、早期診断と適切な治療が重要です。支援者としては、治療薬をしっかり服薬（使用）できているか、とりわけ認知症や片麻痺があるなどで、毎日きちんと服薬するのが難しい利用者に対しては、見守りが大切になってきます。

11 胸が苦しい
——心臓病：心臓病の薬

　血色が悪く、唇はいつも紫色など、見た目から心臓を患っていることがすぐに分かる利用者がいます。

　胸が苦しそうで、2階の寝室に上がるのも一苦労です。発作時に使う薬（ニトログリセリン）は、肌身離さず首からかけています。「何かあったらこの薬を飲ませてね」という利用者もいます。ニトログリセリンは舌の下に入れる薬で、この薬の服薬介助は介護職も介助可能です。

▶必要時の服薬方法を確認しておきましょう。

1 心臓病とは？

　日本人の死因の第2位は、がんに次いで心臓病です。

　心臓病は病態によって、狭心症、心筋梗塞、不整脈、心不全、心筋症等いくつかの種類があります。心臓は、1日に約10万回脈を刻み、各臓器に酸素と栄養を送る重要な役割を担っています。

① 狭心症

　狭心症とは、主に動脈硬化のために心臓に酸素や栄養を送る冠状動脈の血管が狭くなり、**心筋への血液の流れが低下し、心臓に痛みが起こる症状**です。痛みの発作は、短時間で治まりますが、数分から15分程度続くこともあります。痛みは、心臓の圧迫感、肩から背中にかけての痛み、歯が疼く等いろいろな形で現れます。

　狭心症には、運動をして心筋に多くの血液が必要に

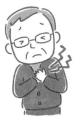

なったときに起こる**労作性狭心症**と、就寝時など安静にしているときに冠動脈が痙攣して起こる**安静時狭心症**があります。痛みはニトログリセリンを舌下すると5分間ほどで治ります。

② 心筋梗塞

心筋梗塞とは、心臓に栄養を送る血管が、血栓や狭窄によって詰まり、栄養や酸素が心臓に送られず、心筋が壊死し、血流が止まってしまう疾患です。症状は、激しい胸痛、動悸、息切れ等から始まり、顔面蒼白、肩・首・背中の痛みも伴います。高齢者や糖尿病の利用者は症状を感じないこともあります。

③ 不整脈

不整脈とは、心臓での脈拍の刺激の伝わり方に異常が起き、脈拍が不規則になった状態をいいます。心臓のリズムを担う刺激伝導系に異常をきたす疾病で、100回以上/1分間に脈を打つ**頻脈性不整脈**と60回以下/1分間に脈を打つ**徐脈性不整脈**があります。頻脈では動悸・息切れを感じ、徐脈ではめまい・失神等を生じます。加齢とともにリスクが高まる病気です。

④ 心不全

心不全とは、心臓に異常が起こり、心臓のポンプ機能が低下して、全身に必要な量の血液を拍出することができない状態をいいます。必要量の拍出不全が起こると、心臓は非常に備え、多くの血液を溜め込むようになり、左心室の上流の肺血管に血液が貯留するようになります。動くと息苦しい、むくみ等の症状が現れます。

2 心臓病の薬の薬理作用

① 狭心症治療薬

冠動脈等の血管を拡張し、血流量を増加し、血管の攣縮を抑えることで胸痛などの狭心症の症状を改善します。また、冠動脈の攣縮の抑制作用もあります。

1）硝酸薬

動脈、静脈を拡張させて心臓への負担を軽減します。ニトログリセリン（ニトロペン）は、発作時に舌の下（吸収が早い部分）に投与します。ニトロール錠等は、発作時に噛み砕いて投与します。

2）カルシウム拮抗薬

血管の拡張作用で狭心症の予防ができます。

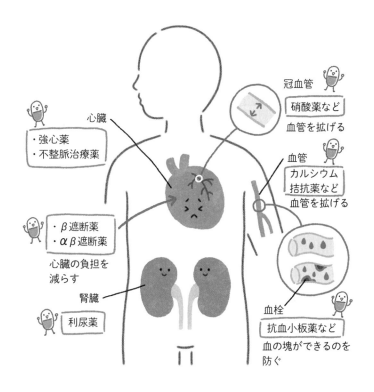

心臓
・強心薬
・不整脈治療薬

冠血管
硝酸薬など
血管を拡げる

血管
カルシウム
拮抗薬など
血管を拡げる

・β遮断薬
・αβ遮断薬
心臓の負担を
減らす

腎臓

利尿薬

血栓
抗血小板薬など
血の塊ができるのを
防ぐ

表 3 - 15　心臓病の薬

分類		一般名（商品名）	副作用
①狭心症治療薬	1)硝酸薬	**ニトログリセリン**（ニトロペン）	血圧低下
	2)カルシウム拮抗薬	**アムロジピン**（ノルバスク）	発疹
	3)ニコランジル	**ニコランジル**（シグマート）	徐脈
	4)β遮断薬	**ブフェトロール**（アドビオール）	歯肉浮腫
	5)抗血小板薬	**ジピリダモール**（ペルサンチン）	めまい
②心筋梗塞治療薬	抗凝固薬	**ワルファリン**（ワーファリン）	出血
	血栓溶解薬	**アルテプラーゼ**※（アクチバシン）	出血
③不整脈治療薬	1)ナトリウムチャネル遮断薬（クラスⅠa群）	**プロカインアミド**（アミサリン）	頭痛
	1)ナトリウムチャネル遮断薬（クラスⅠb群）	**リドカイン**（キシロカイン）	せん妄
	1)ナトリウムチャネル遮断薬（クラスⅠc群）	**フレカイニド**（タンボコール）	徐脈
	1)β遮断薬（クラスⅡ群）	**ランジオロール**※（オノアクト）	血圧低下
	1)カリウムチャネル遮断薬（クラスⅢ群）	**アミオダロン**（アンカロン）	不眠症
	1)カルシウム拮抗薬（クラスⅣ群）	**ベラパミル**（ワソラン）	めまい
	2)αβ遮断薬	**カルベジロール**（アーチスト）	耳鳴り
	3)ジギタリス	**ジゴキシン**（ジゴシン）	頭痛
④心不全治療薬	1)利尿薬	**フロセミド**（ラシックス）	発疹
	2)強心薬	**ジギタリス製剤等**	頭痛
	3)β遮断薬	**ランジオロール**※（オノアクト）	血圧低下

※注射薬

３）ニコランジル

　冠血管と末梢血管を拡張させ、心臓（しんぞう）にかかる負担を軽減します。

４）β遮断薬・αβ遮断薬

　心臓（しんぞう）に働きかけて、運動時の血圧上昇と心拍数の増加を抑えて発作を予防します。

５）抗血小板薬、経口抗凝固薬

　血管を塞（ふさ）ぐ血の塊（かたまり）の発生を予防します。

② 心筋梗塞治療薬

　心筋梗塞（しんきんこうそく）では、冠動脈（かんどうみゃく）が塞（ふさ）がり、**血液が心臓（しんぞう）に送られない状態**ですので、治療は緊急を要します。

　血栓溶解療法、カテーテル再開療法、冠動脈（かんどうみゃく）バイパス手術等のあと、心筋梗塞（しんきんこうそく）の原因である動脈硬化（どうみゃくこうか）を予防する薬を服用します。

③ 不整脈治療薬

１）ナトリウムチャネル遮断薬（クラスⅠ群・Ⅰa群・Ⅰb群・Ⅰc群）、β遮断薬（クラスⅡ群）、カリウムチャネル遮断薬（クラスⅢ群）、カルシウム拮抗薬（クラスⅣ群）等

異常な刺激伝達を抑え、正常なリズムを保ちます。 不整脈（ふせいみゃく）の種類によって薬が異なります。

２）αβ遮断薬

　心臓（しんぞう）の動きを促進する交感神経（しんけい）を抑制（よくせい）させて不整脈（ふせいみゃく）を抑えます。

３）ジギタリス

　副交感神経（しんけい）の刺激で伝達を抑制（よくせい）し、心筋（しんきん）の収縮力（しゅうしゅくりょく）を強くします。

④ 心不全治療薬

　心不全の治療には、症状を改善する、進行を抑える薬があります。

Ⅰ）利尿薬

　身体の余分な水分を尿（にょう）として出すことによって、浮腫（ふしゅ）を改善し、心（しん）

臓の負担を減らします。

2）強心薬

心臓の働きを強め、心臓のポンプ機能を改善させます。

3）β遮断薬

心不全を起こしている心臓を休ませ、病状の進行を防ぎます。

コラム 狭心症のニトログリセリン（ニトロペン）の服用方法

胸痛等の発作を感じたらすぐに1錠を舌の下に入れて溶かします（絶対に飲み込まないでください）。舌下後、5分以上経過しても症状が治まらない場合、もう1錠服用してください。3錠まで服用しても効果がない場合は、至急、医師と連絡をとります。

---

3 副作用と注意点

副作用

【抗血小板薬】

鼻血・消化管の出血・出血・薬疹・白血球減少・頻脈・頭痛・息苦しさ等

【ナトリウムチャネル遮断薬、β遮断薬、αβ遮断薬、カリウムチャネル遮断薬、カルシウム拮抗薬】

心室性不整脈の誘発・低血糖・便秘・口渇・排尿障害・めまい・ふらつき・手の震え・徐脈・心室性不整脈の誘発等

【ジギタリス】

食欲不振・吐き気・嘔吐・下痢等

【利尿薬】

頻尿・脱水・電解質のバランス異常等

心臓は身体に酸素や栄養を送る大切な器官です。加齢とともに心機能も低下していきます。

心疾患や服薬の状況を記録・チェックし、緊急性を見きわめながら、医療機関と連携します。

まとめ

介護職は利用者に狭心症の発作が起きた時、ニトログリセリン（ニトロペン）の服薬介助が可能です。使用方法をよく学んでおきましょう。また、舌下錠はすぐに取り出せるところに置いておくように伝えます。使用時、口が渇いていたら、少量の水で舌を湿らせます。舌の下に舌下錠を入れます。飲み込んでは、効果がありません。

また、心臓が悪い人を無理に動かすのはかわいそうだという気持ちになるかもしれませんが、**心臓病における運動療法**もエビデンスが認められています。一律に安静という考えは偏見ですので気をつけましょう。

12 血圧が高い
──高血圧：高血圧治療薬

今日もケアに入った利用者から、味が薄いとお叱りを受けました。見るからに身体に悪そうな量の醤油をかけます。このような、必要以上に濃い味を好む利用者はいませんか。

本人は血圧手帳の記録をしているから大丈夫と言いますが、本当にこのままの味付けで大丈夫なのか不安を感じます。

▶食卓にお酢など塩分の少ない調味料を用意し、代用しましょう。

1 高血圧とは？

高血圧とは、勢いのついた血液が血管内を流れて、**血管の壁に強い圧力をかけている状態**のことをいいます。水道の蛇口を全開にした時や、ホースの出口を狭くすると水の勢いが増します。その時と同じような状態です。心臓が押し出す血液の量が増えたり、血管が収縮して狭くなると、血管の抵抗が高くなり、当然血圧は上昇します。

高血圧をそのままにしておくと、血管の内側に高い圧がかかり続けるため、血管の壁が徐々に傷つき、厚くなり硬くなり**動脈硬化**になります。また、血管の内腔が狭くなり血液の流れが悪くなると、心臓が強い力で血液を押し出さなければならず、**更に血圧が上がるという悪循環**におちいります。

一般的に、日本人の味覚は塩分の多い食事を好みます。長い食習慣から、高血圧は日本人に最も多い疾病で推定では約4300万人いるといわれています。原因は生活習慣・食習慣・遺伝的要因等さまざまであり、原因のはっきりしない**本態性高血圧**が9割で、残りは原因の

はっきりしている**二次性高血圧**です。

　しかし、血圧が高くても、肩こりや頭が重いなどの軽い症状以外はほとんど自覚症状がありません。健診等で高血圧症であることが分かります。

　血圧が高い時は、まずは**塩分を減らした食生活**の見直しや肥満の改善、ウォーキング等の軽い運動の開始、飲酒・喫煙といった嗜好品の制限等を試みます。それでも血圧が下がらない場合は、薬の服用を開始します。

　また、塩分制限は必須です。男性は1日8g未満、女性は7g未満です。小さじ1は塩約5gになります。

　高齢者独居であったり、高齢者二人世帯であったり、認知症であったりの理由から、高血圧治療薬をきちんと服用できていない患者も多くいます。医療職と連携しながら支援していきましょう。

2 高血圧治療薬の薬理作用

　まず、1種類の薬で効果を観察します。効果が出ない場合、作用の違う薬を組み合わせていきます。

① 体内の水分量を減らす薬

利尿薬
　尿量を増やし、循環血液量を減らすことで、血圧を下げます。

② 交感神経に働きかけて血圧を下げる薬

１）中枢性交感神経抑制薬
　血圧を上げる交感神経を抑制し、血圧を下げます。

２）末梢性交感神経抑制薬
　末梢の交感神経を抑制し、血圧を下げます。

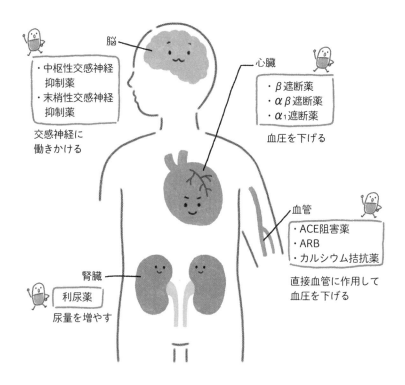

脳

・中枢性交感神経
　抑制薬
・末梢性交感神経
　抑制薬

交感神経に
働きかける

心臓

・β遮断薬
・αβ遮断薬
・α₁遮断薬

血圧を下げる

血管

・ACE阻害薬
・ARB
・カルシウム拮抗薬

直接血管に作用して
血圧を下げる

腎臓

利尿薬

尿量を増やす

③ 心臓からの血液量を減らす薬

１）β遮断薬

　心臓に作用して、心拍数や心拍出量を減少させ、血圧を下げます。

２）αβ遮断薬

　交感神経のαβ受容体を遮断することにより、心臓の働きを抑え、血圧を下げます。

３）α₁遮断薬

　交感神経のα₁受容体を遮断し、血管を拡張し血圧を下げます。

④ 直接血管に働きかけて血圧を下げる薬

１）ACE阻害薬

　ACEを阻害し、**アンジオテンシンⅡ**の生成を抑え、体内の血圧上昇

表 3 － 16　高血圧治療薬

	分類	一般名（商品名）	副作用
①体内の水分量を減らす薬	利尿薬	**フロセミド（ラシックス）**	頻尿
②交感神経に働きかけて血圧を下げる薬	1)中枢性交感神経抑制薬	**クロニジン（カタプレス）**	起立性低血圧
	2)末梢性交感神経抑制薬	**レセルピン（アポプロン）**	抑うつ
③心臓からの血液量を減らす薬	1) β 遮断薬	**プロプラノロール（インデラル）**	めまい
	2) $\alpha\beta$ 遮断薬	**カルベジロール（アーチスト）**	発疹
	3) α_1 遮断薬	**プラゾシン（ミニプレス）**	失神
④直接血管に働きかけて血圧を下げる薬	1)ACE 阻害薬	**エナラプリル（レニベース）**	空咳
	2)ARB	**カンデサルタンシレキセチル（ブロプレス）**	血管浮腫
	3)カルシウム拮抗薬	**アムロジピン（ノルバスク）**	歯肉浮腫
	4)血管拡張薬	**ヒドララジン（アプレゾリン）**	頭痛
	5)直接的レニン阻害薬	**アリスキレン（ラジレス）**	血管浮腫
	6)選択的アルドステロン拮抗薬	**エプレレノン（セララ）**	めまい
⑤その他（合剤）	合剤	**ベンチルヒドロクロロチアジド・レセルピン・カルバゾクロム（ベハイドRA）**	めまい
	ARB ＋利尿薬	**ロサルタン・ヒドロクロロチアジド（プレミネント）**	めまい
	ARB ＋カルシウム拮抗薬	**カンデサルタンシレキセチル・アムロジピン（ユニシア）**	めまい
	ARB ＋カルシウム拮抗薬＋利尿薬	**テルミサルタン・アムロジピン・ヒドロクロロチアジド（ミカトリオ）**	めまい

を抑えることで血圧を下げます。空咳の副作用があります。

2）ARB

アンジオテンシンⅡが作用する受容体を直接阻害して血圧を下げます。

3）カルシウム拮抗薬

カルシウムの細胞への流入を阻害し、平滑筋を弛緩させて、血管を拡張し血圧を下げます。

4）血管拡張薬

末梢血管に直接作用して、血管を拡張し血圧を下げます。

5）直接的レニン阻害薬

アンジオテンシンⅡの生成に関与するレニン酵素を阻害し、血圧を下げます。

6）選択的アルドステロン拮抗薬

アルドステロンの血管収縮作用を阻害して血圧を下げます。

⑤ その他（合剤）

作用の違う高血圧治療薬を組み合わせて作られており、1錠でいくつかの高血圧治療薬の作用を得ることができます。

① ARB＋利尿薬
② ARB＋カルシウム拮抗薬
③ ARB＋カルシウム拮抗薬＋利尿薬

3 副作用と注意点

副作用

ふらつき・めまい・立ちくらみ・頭痛・眠気・顔のほてり・歯ぐきの腫れ・空咳・脱水等

注意点

服薬開始時には、副作用が起きやすいです。

高所作業や自動車の運転など危険を伴う作業などには注意します。

利用者のふらつき等からくる、骨折等のリスクが起きないように支援していきます。

服薬だけではなく、減塩、軽い運動等の生活習慣の見直しをします。

まとめ

血圧が高いというだけで特に症状がなければ、利用者はあまり気に留めないものです。このような状況下で、高血圧を放っておくとどうなるのか、正しい知識を情報提供したいものです。すでに薬を飲みはじめた利用者に対しては、減塩の取り組みや軽い運動等の生活習慣の改善も必要なことを理解してもらい、そうした支援も合わせて行っていきましょう。

コラム　血圧の薬

「血圧のお薬はずっと飲み続けないといけないの？」とよく聞かれます。血圧の薬は、それで高血圧が治るわけではなく、あくまでも、高血圧を放っておくことで起こるかもしれない脳梗塞や心筋梗塞にならないための予防薬です。その意味では糖尿病の薬も脂質異常症の薬も同じです。命にかかわる病気にならないために飲み続けないといけません。でもダイエットと減塩を頑張って、血圧が下がれば薬がいらなくなることもあります。実際、栄養士の指導のもと、塩分制限をした食生活を続けることで減薬に成功し、最終的には薬なしで血圧をコントロールできた事例もあります。ただし、そのためには原則、専門職の指導が必要です。

13 熱が高く、咳が出て、鼻がつまる
——風邪症候群：風邪薬

> 「昨日から熱があって、頭が痛くて、鼻水が出るのよ」
> 微熱があり、咳が出ていると訴える利用者がいます。
> 　この症状は新型コロナウイルス感染症の初期症状？　それともインフルエンザ？　ただの風邪？　など、いろいろと考えを巡らし、不安を感じながらケアを行うことになります。
> ▶「手洗い・うがい・マスク」といった感染予防の基本を抑え、経過を観察します。症状の悪化など緊急性は見きわめましょう。

1 風邪症候群とは？

　風邪症候群とは、病原微生物から引き起こされる鼻汁・咽頭痛・咳嗽などの症状を呈する上気道炎や、インフルエンザウイルスから引き起こされる悪寒・発熱・全身の痛み・倦怠感等の全身症状を呈する疾病をいいます。その原因の 80〜90％は、ウイルス感染によるものです。また、風邪の原因となるウイルスの種類は 200 種類以上といわれています。その他の風邪の原因には、病原微生物（マイコプラズマ・溶血性レンサ球菌・肺炎球菌）によるもの、アレルギー・寒冷刺激等が挙げられます。風邪症候群の治療は、原因の病原微生物を消し去る根本治療と解熱薬・鎮咳薬・鼻水止め等で症状を緩和する対処療法があります。

　私たちは、簡単に風邪をひいたといいますが、風邪にも鼻汁が出る鼻風邪から全身症状を呈するインフルエンザ、嘔吐・下痢症状を呈するウイルス性の胃腸炎

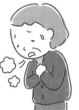

（お腹の風邪）まで、さまざまです。

　高齢者にとって、風邪症状は日常の生活動作を著しく低下させます。そのため、少しでも早く症状を抑える必要があります。

　風邪薬は、一般用医薬品（売薬）として薬局やドラッグストアで簡単に手に入れることができますが、高齢者の場合、風邪が引き金となりほかの疾患の重症度を増すこともあるので、まず、かかりつけ医に相談する必要があります。

　支援者の役割は、高齢者の安静、保温、水分補給、加湿、十分な栄養補給に気を配ることです。

　流行している新型コロナウイルス感染症（かんせんしょう）・インフルエンザだけではなく、高齢者の風邪予防には支援者の自己管理も重要です。

　支援者は、予防接種・手洗い・うがい・マスクの着用を励行します。

2 風邪薬の薬理作用

　インフルエンザウイルスを死滅させる根本治療薬と風邪の諸症状を抑える薬に分類されます。

① 根本治療薬

１）インフルエンザに効く薬（発病から 48 時間以内に服用）

　インフルエンザ治療薬は表 3 － 17 のとおりです。

２）抗菌薬

　身体に入った細菌が一定の部位に住み着くことを感染（かんせん）といいます。抗菌薬（こうきんやく）は、どの病原微生物の種類に、どのくらい効果があるかが重要です。感染（かんせん）を起こした菌を特定し、**抗菌スペクトル**（こうきん）から有効な抗菌薬（こうきんやく）を決めます。

表 3 - 17　インフルエンザ治療薬（根本治療薬）

分類	一般名（商品名）	副作用
1)抗インフルエンザウイルス薬（ノイラミニダーゼ阻害薬）	**オセルタミビル**（タミフル） **ザミナビル**（リレンザ）	下痢
1)抗インフルエンザウイルス薬（ポリメラーゼ阻害薬）	**ファビピラビル**（アビガン）	好中球・WBC 減少
2)抗菌薬	**セフジニル**（セフゾン）	薬疹

② 対処療法——症状を抑える

くしゃみ・鼻汁：抗ヒスタミン薬が鼻汁を止めます。

鼻閉：点鼻用局所血管収縮薬が血管を収縮させて鼻閉を治します。

発熱・頭痛・咽頭痛：解熱鎮痛薬によって痛みを抑えます。

咳嗽：鎮咳薬によって咳を鎮めます。

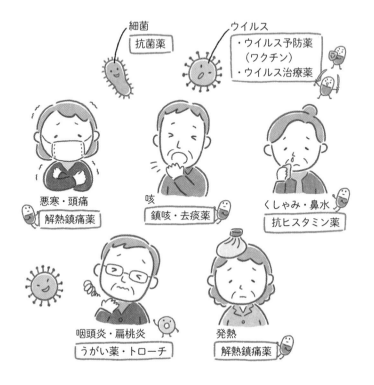

細菌
抗菌薬

ウイルス
・ウイルス予防薬（ワクチン）
・ウイルス治療薬

悪寒・頭痛
解熱鎮痛薬

咳
鎮咳・去痰薬

くしゃみ・鼻水
抗ヒスタミン薬

咽頭炎・扁桃炎
うがい薬・トローチ

発熱
解熱鎮痛薬

喀痰：去痰薬によって痰を抑えます。

風邪症状：総合感冒薬で風邪症状を抑えます。

③ その他

　喉や口腔内の腫れを和らげるうがい薬として、ポビドンヨード（イソジンガーグル液）やアズレン（アズノールうがい液）などがあります。また、喉や口腔内の細菌を殺す薬として、口腔内でゆっくり溶かしながら使うSPトローチやオラドールトローチがあります。

３ 副作用と注意点

副作用

腹痛・下痢・めまい・薬疹等

注意点

　根本治療薬の抗ウイルス薬、抗菌薬は症状が治まっても、医師が決めた量、決めた日数を服用する必要がありますので、必ず守るように伝えましょう。また、抗菌薬に対するアレルギーの有無はあらかじめ確認しておくとよいでしょう。

まとめ

　熱、咳、鼻づまりなどの風邪症状は、早めに薬を飲んで、十分な水分と栄養、睡眠をとれば、早期に回復することがほとんどですが、**新型コロナウイルス感染症**やインフルエンザ、**肺炎**の場合は、高齢者は重症化しやすくリスクが高いので、医療職と連携しながら観察しましょう。利用者はもちろん、対応する支援者もうがい、手洗い、マスクを忘れないようにしましょう。

14 胃のあたりがむかむかする
——胃腸の病気：胃腸薬

「今日は何も食べたくないの」

調子の悪そうな利用者がいます。暑さのせいか、体調の変化のせいか、いつもより食べやすい食事を用意しても、一口か二口でやめてしまいます。どうやら時々、胃も痛むようです。

こうした利用者の何をどのように観察すればよいのでしょうか。

▶ まずは、お粥など消化のよいものを用意して様子をみます。

1 胃の病気とは？

胃の病気は、胃もたれ・食欲不振・胃痛等で始まり、**栄養の消化・吸収**に問題を起こす疾患です。胃痛もシクシクする痛みから、締め付けられるようなキューっとする痛みまでいろいろです。

胃の病気の要因は、食生活・ストレス・細菌感染等が考えられます。

食物は、胃に入ると胃液と消化酵素で、半消化された状態になります。胃液に含まれる胃酸は、胃内を強酸性に保っており、この酸から胃を守るために、粘膜表皮を覆う細胞から粘液が分泌されています。胃液と粘液のバランスが崩れると、胃の内壁が傷つき胃痛等の症状が起きてきます。通常は、**攻撃因子**（胃酸・消化酵素）と**防御因子**（粘膜・粘膜血流）がバランスを保っていますが、ピロリ菌やストレス、鎮痛薬等の薬が攻撃因子となり、バランスを崩します。食べる・寝る・排泄するは私たちの基本的な営みです。食べる喜びを阻害しないように支援していきます。

❷ 胃の病気の種類

① 機能性胃腸症

慢性胃炎や神経性胃炎といわれたもので、検査では問題がないのに胃部不快感が起こることをいいます。機能性胃腸症には３つのタイプがあります。

１）運動不全

胃の運動機能が低下し、食欲不振、胃もたれ、腹部膨満感が出ます。

２）胃食道逆流型

胃の運動機能が低下し、胃酸が食道に逆流したり、胃酸の分泌が多すぎることが原因で、胸焼けやすっぱいものが込み上げてくる感じがしたりします。

３）潰瘍症状型

潰瘍はないものの、空腹時や夜間に胃痛や腹痛が起きます。

② 胃潰瘍

胃液によって胃壁が傷つけられる状態です。胃潰瘍の症状は、空腹時や夜間に、胃の痛みやもたれ、吐き気等の症状が出現します。

高齢になると、自覚症状のないまま、重症化し突然の吐血で病気が見つかることもあります。胃のなかに住み着いているピロリ菌も、胃潰瘍や十二指腸潰瘍の原因となります。胃・十二指腸潰瘍がある、家族に胃がんの人がいる場合等はピロリ菌の除菌が勧められます。

❸ 胃腸薬の薬理作用

攻撃因子に関係する薬と防御因子に関係する薬が主になります。

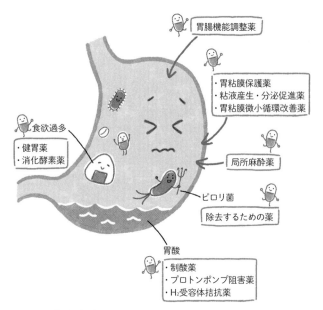

胃腸機能調整薬

・胃粘膜保護薬
・粘液産生・分泌促進薬
・胃粘膜微小循環改善薬

食欲過多
・健胃薬
・消化酵素薬

局所麻酔薬

ピロリ菌
除去するための薬

胃酸
・制酸薬
・プロトンポンプ阻害薬
・H_2受容体拮抗薬

① 攻撃因子（抑制）

１）健胃薬

　胃薬といわれるもので、消化酵素、制酸薬、生薬等が配合されています。食欲不振、胃部の不快感に使います。

２）制酸薬

　攻撃因子の胃酸を中和させて胃への負担を減らします。

３）消化酵素薬

　何種類かの消化酵素が含まれています。

４）プロトンポンプ阻害薬、H_2受容体拮抗薬

　胃酸の分泌を抑制します。

② 防御因子（増強）

１）胃粘膜保護薬

　胃粘膜保護作用のほか、制酸作用、消化酵素の活性を抑制します。

２）粘液産生・分泌促進薬

　胃粘膜の防御作用を高め、胃粘膜の増殖低下を防ぎます。

３）胃粘膜微小循環改善薬

胃粘膜の微小循環を改善し、粘膜に酸素や血液を送り込んで粘液合成を促進します。

③ 局所麻酔薬

消化管粘膜の局所作用で胃痛を抑えます。

④ 胃腸機能調整薬

蠕動運動、消化運動を調整して、中枢性・末梢性嘔吐や食欲不振を改善します。

表３－18　胃腸薬（健胃・消化薬）

	分類	一般名（商品名）	副作用
①攻撃因子 （抑制）	1)健胃薬	**総合健胃薬**（つくしA・M配合散）	腎結石
	2)制酸薬	**アルミニウムゲル**（マーロックス）	便秘
	3)消化酵素薬	**ジアスターゼ**（ジアスターゼ）	発疹
	3)消化酵素配合薬	**ベリチーム配合顆粒**	消化器症状
	4)プロトンポンプ阻害薬	**オメプラゾール**（オメプラール）	味覚異常
	4)H_2受容体拮抗薬	**ファモチジン**（ガスター）	めまい
②防御因子 （増強）	1)胃粘膜保護薬	**スクラルファート**（アルサルミン）	便秘
	2)粘液産生・分泌促進薬	**テプレノン**（セルベックス）	便秘
	3)胃粘膜微小循環改善薬	**セトラキサート**（ノイエル）	便秘
③局所麻酔薬	局所麻酔薬	**オキセサゼイン**（ストロカイン）	食欲不振
④胃腸機能調整薬	ドパミン受容体拮抗薬	**メトクロプラミド**（プリンペラン）	下痢
	セロトニン受容体作動薬	**モサプリド**（ガスモチン）	口渇

⑤ ヘリコバクターピロリ菌の除去

　胃潰瘍、十二指腸潰瘍の原因となるヘリコバクターピロリ菌を短期間、多剤併用で除去します。

> 例：プロトンポンプ阻害薬（胃酸分泌抑制）、抗生物質（2種）
>
> 　　以上3種を朝、夕食後に1週間服用

4 副作用と注意点

副作用

便秘・下痢・消化器症状等

注意点

　同じような成分のものがドラッグストアで販売されていますので、重複して服用しないように気を配りましょう。

　長期に胃薬を飲んでいる高齢者は、何のために胃薬を服用しているのか意識せずに服用している場合もありますので、支援者が胃薬の効能・効果を知り、支援していく必要があります。

まとめ

　胃腸障害は、食物の影響が大きいため、食事の内容を変えたり、食形態を変えたりなどを検討します。ただし、食べたくない理由は、さまざまな背景が考えられますので、利用者を**アセスメント**しながら、医療職に相談するなどをして様子を見ていきましょう。胃腸薬を飲んでも改善しない場合等は、原因を探り直しましょう。なお、ほかの疾患の治療薬の副作用で胃腸障害が起きることもありますので、注意しておきましょう。

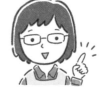

15 尿から甘い匂いがする
——糖尿病：糖尿病治療薬

「最近なんだか尿から甘い匂いがするのよ」

在宅で特段やることもなく、よく食べ、よく寝て、よくテレビを見て、運動をまったくしない利用者が言いました。そういえば、体重も増えていて、少し動くのがやっとです。

話を聞くと、この頃は切り傷の治りも悪いようです。どんな病気が潜んでいるのでしょうか。

▶ 糖尿病を疑い、まずは、食事やおやつなどのカロリー計算をしてみましょう。

1 糖尿病とは？

糖尿病とは、膵臓から分泌される**インスリン**というホルモンの不足によって、ブドウ糖が細胞に取り込まれず、慢性的に血液が糖を多く含んだ状態となり、糖が尿中に排泄される病気です。**尿のなかにもブドウ糖が排泄され、尿が甘くなる**ため糖尿病という名前がつけられました。

長い間、偏った食習慣・飲酒・喫煙・運動不足やストレス等のある生活を続けていると、生活習慣病といわれる疾患に罹患します。**生活習慣病には高血圧・脂質異常症・糖尿病**等があります。

糖尿病は、成因により、1型と2型の2つに分類されます。高齢者のほとんどが、**2型糖尿病**の患者で、9割以上になります。

2型糖尿病は、インスリンの分泌が悪かったり、インスリンの効果が出づらいことにより、高血糖になりますが、軽症の間は自覚症状も

なく病気が進行していきます。

　糖尿病がさらに進行した場合の典型的な自覚症状として、血液が濃厚になることによって、水分が必要となり、喉の渇きを訴え、糖に引き寄せられて水分も排泄されるので、頻尿が起き、ブドウ糖をエネルギーとして利用できず、脂肪やタンパク質をエネルギーとして使うため体重が減ります。

　未治療のまま糖尿病が続くと、高血糖によって血管が傷つき全身にさまざまな合併症が起こります。例えば、心臓では心筋梗塞、脳では脳卒中、腎臓では腎症、目では網膜炎、末梢血管では壊疽などです。腎症の透析予備軍の高齢者も増え続けており、インスリン対応が必要かつ認知症を発症した場合に、その方を医療と介護の連携でどのようにサポートしていくかが課題です。

食事療法の三原則

☐ その人に合った摂取エネルギー量の決定
☐ 摂取栄養素のバランスの見直し
☐ 規則正しい食事の摂取を守ること

　糖尿病の患者は、食事指導を受けており、1日の摂取カロリーが決められています。在宅の場合、医療機関によっては、管理栄養士を派遣して、一緒に献立を考えたり、調理したりします。

　通常の成人の1日の摂取カロリーは1200〜1800kcalです。

　服薬にも関係するので、朝・昼・夕とバランスよく食事をします。

　食事の計算は1単位＝80kcal（ご飯の場合は茶碗半分、卵の場合は1個、魚の場合は1切れに相当）とします。

　食事制限をきちんと守り、きちんと薬を飲むことで、人工透析にならない患者もたくさんいます。支援者が食事の工夫をし、励ましながら、見守っていくことが大切です。

2 糖尿病治療薬の薬理作用

　糖尿病の薬物治療では、まず、膵臓からのインスリンの分泌を促進する薬を選択します。

① 経口糖尿病治療薬

1）スルホニル尿素薬（SU薬）

　膵臓を刺激してインスリンの分泌を増やします。

2）速効型インスリン分泌促進薬

　膵臓を刺激してインスリンの分泌を増やしますが、SU薬に比べて速やかに吸収され、インスリンの分泌を速やかに促進します。食直前に服用すると、1時間後に薬の効果がピークとなり、早期インスリン分泌が起こり食後血糖の上昇を抑えられます。効果は2時間ほどでなくなります。

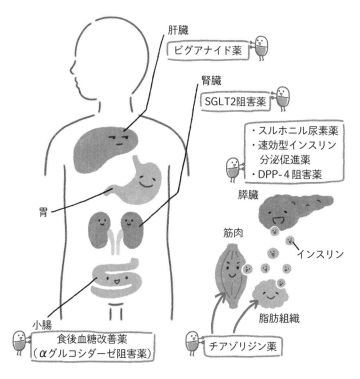

3）ビグアナイド薬

　主として肝臓での**糖の新生を抑制**し、また、末梢での**糖の利用を促進**し、消化管からの糖の吸収を抑制します。

4）チアゾリジン薬

　インスリンの感受性を改善し、筋肉・脂肪組織でのブドウ糖の取り込みを促進し、肝臓での**糖の新生を抑制**します。

5）食後血糖改善薬（αグルコシダーゼ阻害薬）

　小腸にある二糖類をブドウ糖に分解する消化酵素（αグルコシダーゼ）の働きを抑え、**ブドウ糖の吸収を遅延**させることで食後血糖の上昇を抑制します。

6）DPP-4 阻害薬

　インスリンの分泌促進とグルカゴン（血糖値を上昇させるホルモン）の抑制で血糖を改善します。

表 3 - 19　糖尿病治療薬

分類		一般名（商品名）	副作用
①経口糖尿病治療薬	1)スルホニル尿素薬（SU 薬）	**グリベンクラミド**（オイグルコン）	低血糖
	2)速効型インスリン分泌促進薬	**ナテグリニド**（スターシス）	低血糖
	3)ビグアナイド薬	**メトホルミン**（メトグルコ）	低血糖
	4)チアゾリジン薬	**ピオグリタゾン**（アクトス）	低血糖
	5)食後血糖改善薬（αグルコシダーゼ阻害薬）	**ミグリトール**（セイブル）	放屁
	6)DPP-4 阻害薬	**シタグリプチン**（ジャヌビア）	低血糖
	7)SGLT2 阻害薬	**イプラグリフロジン L-プロリン**（スーグラ）	体重減少
	8)糖尿病性末梢神経障害治療薬	**エパルレスタット**（キネダック）	倦怠感
②インスリンや GLP-1 の自己注射	1)インスリン製剤	**インスリンアスパルト**（ノボラピット）	低血糖
	2)GLP-1 受容体作動薬	**リラグルチド**（ビクトーザ）	便秘

7）SGLT2 阻害薬

尿細管からの糖の再吸収を抑制して、尿への糖の排出を促進します。体重減少が起こります。

8）糖尿病性末梢神経障害治療薬

神経障害による症状（足先のしびれや痛み）を改善する薬です。

② インスリンや GLP-1 の自己注射

1）インスリン製剤

膵臓からのインスリン分泌が見込めない場合、直接注射でインスリンを補充します。インスリンの種類によって特徴が違ってきます。作用時間は表 3 − 20 を参照してください。

表 3 − 20　インスリンの作用時間

分類	作用	発現時間	持続時間
超速効型インスリン		10 〜 20 分	3 〜 5 時間
速効型インスリン		30 分	5 〜 8 時間
中間型インスリン		1 〜 3 時間	18 〜 24 時間
混合型インスリン		20 分〜 1 時間	18 〜 24 時間
持効型溶解インスリン		1 〜 2 時間	約 24 時間

2) GLP-1受容体作動薬

ホルモンの1つであるGLP-1はインスリンの分泌を促進します。

3 副作用と注意点

副作用

低血糖の主な症状：高度の空腹感・脱力感・発汗・動悸・手足の
震え・頭痛・意識障害等
重症の場合は痙攣を起こすこともあります。

注意点

低血糖の副作用の場合は砂糖を摂取するようにします。

軽い時は、飴をなめるように説明しますが、手っ取り早いのは砂糖水か甘いジュースを飲んでもらうことです。

食後血糖改善薬は、砂糖の分解を抑える効果があるので、この薬で低血糖を起こした時は、ブドウ糖を摂取します。ブドウ糖は、薬局で投薬時に、必ず薬についてきます。

インスリンとGLP-1の注射の使い方を介護職も学んでおきます。

まとめ

尿から甘い匂いがする以外にも、尿が泡立ちやすかったり、回数が増えたり、喉が渇きやすくなったり、疲れやすくなったりなど、糖尿病の自覚症状はさまざまです。利用者からこうした症状を聞いたら、糖尿病を疑いましょう。当面は運動療法、食事療法で対応しますが、薬物療法を行っている利用者の場合、使用している薬剤の特徴を押さえておきましょう。低血糖が起きた時の状況をチームで共有し、医療職の指示のもと、副作用の再発防止に取り組むことが大切です。

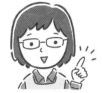

16 お腹が出てきた
——脂質異常症：脂質異常症治療薬

「歳のせいか、この頃お腹が出てきて、体も重たくなったみたい。運動すると膝（ひざ）が痛くなるし、どうしたらいいのかしら」

　歳をとって日中の活動量が減り、さらには楽しみが食べることになっている利用者の場合、生活習慣病が懸念されます。脂質異常症（ししついじょうしょう）は自覚症状がないので、とりわけ利用者は無関心です。

▶病気の怖さを説明し、野菜や低脂肪の食事への変更を勧めます。

1 脂質異常症とは？

　脂質異常症（ししついじょうしょう）とは、血液中の脂質である**コレステロールや中性脂肪**（ちゅうせいしぼう）**の値が異常となる疾患**で、動脈硬化の原因となります。食事をすれば栄養が摂取できます。しかし、余分な栄養は私たちの身体にとってはリスクとなります。

　血液中にはコレステロール、中性脂肪（ちゅうせいしぼう）、リン脂質、遊離脂肪酸（ゆうりしぼうさん）等の脂質があります。コレステロールは細胞膜やホルモンの材料、胆汁（たんじゅう）の原料、脂肪の消化・吸収（きゅうしゅう）を助けます。**中性脂肪は皮下や内臓に蓄えら**（ちゅうせいしぼう）**れ、エネルギー源として利用される**働きをもちます。

　脂質はタンパク質と結合し、リポ蛋白という形で血液中を流れています。

　凝固した血液を遠心分離にかけると、血清の下の方に **HDL コレステロール**、上の方に **LDL コレステロール**が分離されます。

　HDL は、善玉コレステロールと呼ばれ、余分なコレステロールを回収し、悪玉コレステロールと呼ばれる LDL は身体全体にコレステ

ロールを運びます。脂質異常症は**サイレントキラー**の１つで、知らないうちにリスクを背負っていくことになります。

　原因は生活習慣ですが、遺伝的要因・ほかの疾患によるものもあります。また、脂質異常症のタイプはコレステロールが多い・中性脂肪が多い・コレステロールと中性脂肪の両方が多いに分けられます。

　血液中のコレステロールは、約７割が肝臓で合成され、残りの約３割は食事からとります。脂質異常症になっても特に症状はありません。定期的な血液検査で異常が分かります。

表３－21　コレステロール・中性脂肪の基準値と役割

名称（基準値）	役割	
総コレステロール （140〜199）	髪や皮膚をなめらかにし、細胞膜・ホルモン・胆汁酸の原料となる	
HDLコレステロール （40以上）	余剰なコレステロールを回収 血管に溜まったコレステロールを肝臓に戻す	
LDLコレステロール （60〜119）	全身にコレステロールを運ぶ 増えすぎると血管の壁に入り込み動脈硬化を引き起こすこともある	
中性脂肪 （30〜149）	運動をする時のエネルギー源 体温を一定に保つ	

2 脂質異常症治療薬の薬理作用

① コレステロールを下げる薬

１）HMG-CoA還元酵素阻害薬

　肝臓のコレステロール合成酵素を阻害して、血液中のLDLコレステロールを下げ、総コレステロールを下げます。

２）イオン交換薬

　食物中のコレステロールが体内に吸収される量を減らし、身体のなかのコレステロールを糞便中に排出します。

3）プロブコール

コレステロールの合成を抑制して、LDL コレステロールと HDL コレステロールの両方の値を低下させます。

4）小腸コレステロールトランスポーター阻害薬

腸管からのコレステロールの吸収を阻害します。

5）植物ステロール

コレステロールの消化吸収を抑えます。

6）MTP 阻害薬

肝臓での LDL コレステロールの形成を阻害します。

表 3 − 22　脂質異常症治療薬

分類		一般名（商品名）	副作用
①コレステロールを下げる薬	1)HMG-CoA 還元酵素阻害薬	**プラバスタチン**（メバロチン）	横紋筋融解症
	2)イオン交換薬	**コレスチミド**（コレバイン）	横紋筋融解症
	3)プロブコール	**プロブコール**（シンレスタール）	失神
	4)小腸コレステロールトランスポーター阻害薬	**エゼチミブ**（ゼチーア）	便秘
	5)植物ステロール	**ガンマオリザノール**（ハイゼット）	腹部膨満感
	6)MTP 阻害薬	**ロミタピド**（ジャクスタピッド）	肝機能障害
②中性脂肪（トリグリセライド）を下げる薬	1)フィブラート系薬	**クロフィブラート**（クロフィブラート）	心悸亢進
	2)ニコチン酸誘導体製剤	**ニコモール**（コレキサミン）	顔面紅潮
	3)EPL 製剤	**ポリエンホスファチジルコリン**（EPL）	胃腸障害
	4)その他	**オメガ-3**（ロトリガ）	肝機能障害

② 中性脂肪（トリグリセライド）を下げる薬

1）フィブラート系薬

　肝臓の中性脂肪などの合成を減らし、中性脂肪分解酵素を増加させるなどをして、血液中の中性脂肪を低下させます。LDL コレステロールを低下させ、HDL コレステロールを増加させます。

2）ニコチン酸誘導体製剤

　脂質の吸収分解を抑制し、コレステロールの排泄促進により HDL コレステロールおよび中性脂肪を増加させます。

3）EPL 製剤

　青魚（イワシ）に含まれる油です。代謝を助け中性脂肪を低下させます。

4）その他

　オメガ -3 は中性脂肪の分泌を抑制します。

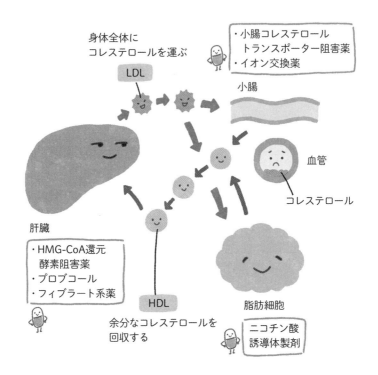

3 副作用と注意点

副作用

横紋筋融解症・下痢・発疹・胃腸障害等

注意点

　脂質は私たちの身体にタンパク質、炭水化物と並んで必要な栄養素です。脂質の摂取量を低下させすぎても、抵抗力の低下等、悪影響があります。

まとめ

　脂質異常症は症状が目立たないため、本人が自覚しないと治療は難しいです。支援者としては、炭水化物、タンパク質、ビタミン、ミネラルそして脂質をバランスよくとることの大切さを伝え、利用者の食べる楽しみを残しながら、改善に向かうように支援していきましょう。

コラム　高齢者は痩せ過ぎも注意

　太り過ぎのメタボリックシンドローム（メタボ）も問題ですが、一方で痩せ過ぎによる骨粗鬆症や筋肉量低下によるロコモティブシンドローム（ロコモ）も高齢者にとってはリスクとなります。ロコモが原因で要介護や寝たきりにつながるからです。ロコモの予防はバランスのとれた食事です。骨や筋肉を強くする食事を心がけます。併せて、骨や筋肉は使わなければ弱くなりますので、適度な運動が大切です。

17 便がゆるい
── 胃腸炎ほか：下痢の薬・整腸薬

　朝の体操をしていても、デイサービスに行っても、いつもおしものことを気にしている利用者はいませんか。日に何回もトイレに行き、ゆるい便が出ます。その都度、介助が大変です。食事を工夫すればゆるい便は改善するのでしょうか。

▶ 消化不良なのか、感染症なのか、食あたりなのか？　などの原因を探っていきます。

1 胃腸炎とは？

　胃腸炎とは小腸や大腸等の腸に炎症が起きた状態をいいます。

　原因は過食、ウイルスや細菌の病原性微生物、薬の副作用、炎症性腸疾患、アレルギー、寒冷刺激、時にアルコール等が関与して発症します。主な症状は、下痢・腹痛・嘔吐・血便等です。

2 急性腸炎とは？

　急性腸炎は、病名ではなく、**急に腸に炎症が起こる病変の総称**です。症状としては、突然に起こる激しい下痢、腹痛、吐き気、嘔吐等があり、発熱を伴う場合もあります。原因となる物質が口から摂取されて腸管に入り、小腸や大腸の粘膜に付着して炎症を起こし、粘膜が侵されることが原因です。

　ウイルスや細菌の感染によるものが多く、お腹にくる風邪といわれるものも入ります。

冬に見られる下痢や嘔吐の症状は、ノロウイルスによる感染症が疑われます。

　ノロウイルスは、主にかき等の二枚貝を生や加熱不足で食べることで感染します。また、これらを食べなくても、感染した人の便や嘔吐物に触れることなどで、手や口を介して、人から人へも感染します。ノロウイルスに感染すると、24〜48時間後に激しい腹痛や嘔吐、下痢、38度以下の発熱を起こします。余り高い熱は出ません。ノロウイルスは感染力が強力であり、特に高齢者など抵抗力の弱い人が感染すると重症化しやすく、施設等での集団感染が大きな問題になることがあり、介護職を介して伝播することもあります。

　患者の便や嘔吐物のなかに病原体が存在し、その病原体が別の人に経口感染することが主です。しかし、実際に糞便などが直接人の口に入ることはまずありません。汚物を処理する際に手指に付着した病原体が食器等を介して口に入って感染するものと考えられています。

📎 下痢の分類と改善策

□ **食生活など、生活習慣から**
　　原因：便秘薬のコントロール不良（飲みすぎ）・アルコール・寝冷え・暴飲暴食
　　改善策：生活習慣の見直し
□ **薬の副作用から**
　　原因：便秘薬・抗生物質・経管栄養・抗がん薬・マグネシウム含有薬・消化管運動機能調整薬
　　改善策：処方医に相談
□ **腸の疾患から**
　　原因：過敏性大腸炎・潰瘍性大腸炎・クローン病・大腸がん
　　改善策：疾患の治療
□ **腸以外の疾患から**
　　原因：甲状腺機能亢進症・糖尿病
　　改善策：疾患の治療

夏には、保存状態の悪化から細菌性の胃腸感染症を起こすことがあります。下痢は、夏であれ、冬であれ、脱水症を招く危険性があります。細菌性の下痢は、腸粘膜の炎症のため**水分の再吸収量が低下し**、そのうえ、腸粘液の分泌が増え**腸の蠕動運動も亢進する**ことによって起こります。細菌感染による下痢は、整腸薬の使用は可能ですが、下痢止めを使用し、**細菌を体に封じ込めるのはよくありません。**

　また、おむつ使用の利用者は軟便、下痢で生活の質（QOL）を著しく低下させますし、また皮膚トラブル等の健康被害をもたらします。

　服薬は、「下痢の分類と改善策」を参考にしながら医療職の指示に従います。

　いずれにしても、下痢は高齢者の場合、体内の水分が大量に失われて脱水を来たす恐れがあるので、支援者としては十分に気をつける必要があります。なお、飲食物の影響だけではなく冷えにより下痢を起こすこともあります。下痢を起こしている原因が何なのか、速やかに見きわめることが重要です。

3 下痢の薬・整腸薬の薬理作用

　下痢の起こる原因によって、薬の使い方も変わります。

① 下痢を止める薬

１）腸運動抑制薬

　腸管の蠕動運動、水分の分泌、電解質の分泌を抑制します。

２）収斂薬

　腸粘膜の**収斂作用**があります。

３）吸着薬

　異常有害物質、過剰の水分・粘膜等を吸着します。

４）殺菌薬

　殺菌作用等を示します。

② 腸内細菌を補充する薬

Ⅰ) 活性生菌製薬
腸によい善玉菌を増やし、腸内環境を整えます。

2) 乳糖分解酵素薬
乳糖をブドウ糖とガラクトースに分解して消化吸収を改善します。

③ 腸の余分なガスを取り除く薬

消化管ガス駆除薬
腸内のガスの表面張力を減らし、血液にガスが吸収されやすくなり、ガスがおならとして出やすくなります。

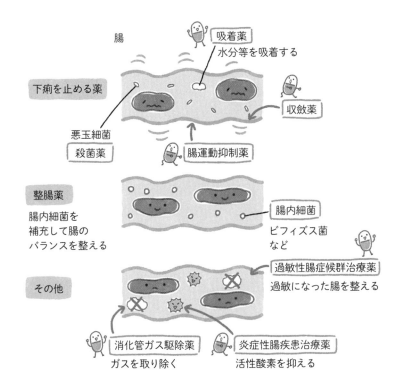

腸

下痢を止める薬

吸着薬
水分等を吸着する

収斂薬

悪玉細菌

殺菌薬

腸運動抑制薬

整腸薬
腸内細菌を
補充して腸の
バランスを整える

腸内細菌
ビフィズス菌
など

その他

過敏性腸症候群治療薬
過敏になった腸を整える

消化管ガス駆除薬
ガスを取り除く

炎症性腸疾患治療薬
活性酸素を抑える

表3-23 下痢の薬・整腸薬

分類		一般名（商品名）	副作用
①下痢を止める薬	1)腸運動抑制薬	**ロペラミド**（ロペミン）	腸閉塞のため短期使用
	2)収斂薬	**タンニン酸アルブミン**（タンナルビン）	便秘（長期）
	3)吸着薬	**天然ケイ酸アルミニウム**（アドソルビン）	胃部膨満感
	4)殺菌薬	**ベルベリン・ゲンノショウコエキス**（フェロベリン）	便秘
②腸内細菌を補充する薬	1)ラクトミン製薬	**ラクトミン**（ビオフェルミン）	―
	1)ビフィズス菌	**耐性乳酸菌**（ラックビー）	腹部膨満感
	1)酪酸菌	**酪酸菌**（ミヤBM）	―
	1)酪酸菌配合	**酪酸菌配合薬**（ビオスリー）	―
	2)乳糖分解酵素薬	**β－ガラクトシダーゼ**（ミルラクト）	嘔吐
③腸の余分なガスを取り除く薬	消化管ガス駆除薬	**ジメチコン**（ガスコン）	軟便
④腸の炎症を抑える薬	炎症性腸疾患治療薬	**メサラジン**（ペンタサ）	発疹
⑤過敏な腸を抑制する薬	過敏性腸症候群治療薬	**ポリカルボフィル**（コロネル）	口渇

④ 腸の炎症を抑える薬

炎症性腸疾患（IBD）治療薬

炎症を起こす**活性酸素**を抑えます。

⑤ 過敏な腸を抑制する薬

過敏性腸症候群（IBS）治療薬

便通異常、大腸痛覚異常を改善します。

④ 副作用と注意点

便秘等
下痢止めを使いすぎると、腸閉塞になる場合があります。

　高齢者が下痢症状を起こした時には、重症化しやすいので、支援者が判断せずに、すぐに医療職と連携をとるようにします。

　高齢者は、下痢によって脱水症を起こすため、早い対処が必須です。また、**強力な下痢止めの使用は必要最小限の期間に留めます。**

　下痢の場合は、水分の補給を怠らないようにします。補水液（OS-1など）は吸収も早く最適です。補水液は、砂糖 20〜40g・塩 3g（小さじ 1/2）・水 1L で作れます。

> **まとめ**
>
> 　支援者は利用者の下痢の原因を探りながら、「利用者の体力低下をもたらさないようにする」「食事を管理し、感染症にかからないようにする」「ノロウイルスが疑われたら、適切な消毒処理等、衛生管理を徹底する」などに取り組みながら、記録等を通じて、かかわる職員や各サービス事業者が情報を共有できるようにしましょう。

18 便が硬い
──便秘：便秘薬

「今日もお通じがないの……」

　毎朝、トイレで30分、便を出そうといきむことを日課にしている利用者がいます。水を多めに飲んだり、食物繊維が多めの食事にしたりと、いろいろ工夫はしているのですが、こだわればこだわるほど便が出づらくなるようです。

▶排便日誌を記録してみましょう。

1 便秘とは？

便秘とは、**便が腸に留まり思うように出てこない状態**のことをいいます。

　高齢者は運動不足や水分・食事の摂取量の低下、腸管の狭窄、腸管機能の低下、腹圧の消失、精神的ストレス等、さまざまな要因から慢性的な便秘になりがちです。

　また、パーキンソン病等の神経系疾患、糖尿病等の代謝・内分泌疾患からも便秘となり、疾患の治療に服用されている薬の副作用によっても便秘が起こる可能性があります。

　なお、正常な排便は、バナナ状で1日の量が約200g、1日に1～3回以下で週に3回以上といわれています。**快適な排便は規則正しい生活習慣のなかから生まれてくるもの**です。

　どうしても規則正しい排便のリズムが得られないときに初めて、便秘薬を服用することになります。便秘薬は、効果の弱い薬を少量から服用していくのが原則です。高齢者の排便の特徴に気をつけながら便

秘薬を使っていきます。

　なお、便秘には腸管自体に問題のある**器質性便秘**と腸の機能が問題の**機能性便秘**があり、高齢者に多いのは機能性便秘となっています。

　また、利用者の排便パターンを確認するために**排便日誌**を活用したり、**ブリストルスケール**で便の状態を確認しましょう。

表3－24　排便日誌

月日	時間	量	硬さ	食事、水分等	その他の記録
8／5	7：00	中量	3	普通	頓用（センノシド）使用
／	：				
／	：				
／	：				

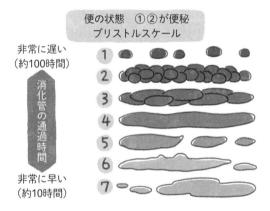

便の状態　①②が便秘
ブリストルスケール

非常に遅い
（約100時間）

消化管の通過時間

非常に早い
（約10時間）

2 便秘薬の薬理作用

　下剤は小腸、大腸の運動を亢進したり、腸内容物を軟化して腸内容物の排泄を容易にする薬剤です。

① 緩下剤

1）塩類下剤

腸で吸収されにくい水溶性塩類によって腸内水分が吸収されず、腸内容物を柔らかくすることによって排便を促します。

2）膨張性下剤

同時に服用した水分で、薬剤を膨張させ便塊に浸潤し容量を増大させ排便を促します。

3）浸潤性下剤

腸内容物の表面張力を低下させ、硬便が軟化して排便を促します。

② 刺激性下剤

1）大腸刺激性下剤

腸粘膜や腸内神経叢を刺激して腸の蠕動運動を亢進させ排便を促します。

2）小腸刺激性下剤

小腸粘膜を刺激して排便を促します。

③ その他

1）腸液分泌促進薬

腸内への水分分泌を促進して排便を促します。

2）経口腸管洗浄薬

腸内の水分を吸収されにくくし、便を軟化させ、排便を促します。

3）上皮機能受容薬

細胞内の cGMP 濃度を増加させ、腸管分泌促進作用、小腸輸送能促進作用、大腸痛覚過敏改善作用を示します。

4）胆汁酸トランスポーター阻害薬

胆汁酸の再吸収にかかわるトランスポーター（輸送路受容体）を阻害することで、大腸に入る胆汁酸の量を増加させ、水分の分泌と大腸運動促進の2つの作用で自然な排便を促します。

5）漢方薬

　大腸を刺激する大黄を含んだものがあります。大黄甘草湯、潤腸湯、麻子仁丸、下剤ではないが通じがつくもの（大建中湯）もあります。

6）坐薬

　肛門から挿入します。腸内において炭酸ガスを発生させ腸を刺激し排便を促すものと、直接腸管を刺激して排便を促すものがあります。

7）浣腸剤

　直腸への注入によって直腸内の水を吸収して腸を刺激して排便を促します。また、浸透作用により便を軟化して排便を促します。

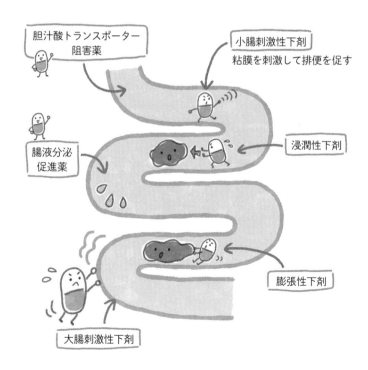

胆汁酸トランスポーター
阻害薬

小腸刺激性下剤
粘膜を刺激して排便を促す

浸潤性下剤

腸液分泌
促進薬

膨張性下剤

大腸刺激性下剤

表 3 − 25　便秘薬

分類		一般名（商品名）	副作用
①緩下剤	1) 塩類下剤	**酸化マグネシウム**（酸化マグネシウム）	高マグネシウム血症
	2) 膨張性下剤	**カルメロース**（バルコーゼ）	悪心
	3) 浸潤性下剤	**カサンスラノール・ジオクチルソジウムスルホサクシネート**（ビーマス配合薬）	胃部膨満感
②刺激性下剤	1) 大腸刺激性下剤	**センノシド**（プルゼニド）	下痢
	2) 小腸刺激性下剤	**ヒマシ油**（ヒマシ油）	腹痛
③その他	1) 腸液分泌促進薬	**ルビプロストン**（アミティーザ）	頭痛
	2) 経口腸管洗浄薬	**クエン酸マグネシウム**（マグコロール）	嘔吐
	3) 上皮機能受容薬	**リナクロチド**（リンゼス）	激しい下痢
	4) 胆汁酸トランスポーター阻害薬	**エロビキシバット**（グーフィス）	腹部膨満感
	5) 漢方薬	**大黄甘草湯**（だいおうかんぞうとう）	腹痛
	6) 坐薬	**ビサコジル**（テレミンソフト）	直腸刺激感
	7) 浣腸剤	**グリセリン**（グリセリン浣腸）	発疹

3 副作用と注意点

副作用

薬の使いすぎによる下痢（げり）・腹痛・悪心等

注意点

　はじめは、食習慣や水分の摂取量等を改善し、便秘薬（べんぴやく）は緩下剤のような効果の優しいものから試していきます。便（べん）の硬さ、色や臭いも観察します。

食事、水分の摂取、生活習慣を見直しましょう。
便秘薬の使いすぎ（投与量や回数）に配慮しましょう。

まとめ

　便が硬い、出ない状態はとても苦しいものです。さまざまに手を尽くしても便が出なければ、薬物療法も有用です。また、高齢者の場合、薬や疾病からの便秘も多いため、状況を整理してみることも大切です。そのためにも排便日誌の記録が重要ですので、利用者に取り組んでもらえるよう提案してみましょう。

コラム　食生活の改善

　便秘の解消のため食物繊維を多くとるなどの工夫をされている方もたくさんいます。実は食物繊維には水溶性のものと不溶性のものがあり、どちらもバランスよく摂取することが望ましいといわれています。水溶性食物繊維が豊富に含まれている海藻類（わかめやひじき、海苔）、不溶性食物繊維を含んでいるイモ類やキノコ類を積極的にとりましょう。また、腸内環境を整えることも便秘の解消につながります。オリゴ糖は腸内の善玉菌を増やす作用があります。玉ねぎやアスパラガス、ハチミツなどオリゴ糖を多く含んだものを摂取することも一工夫でしょう。その他、発酵食品（みそ、しょうゆ、納豆）や有機酸を多く含む食品（いちご、リンゴ、レモン、バナナ）も便秘に効くといわれています。要はバランスよく適度に食べることが肝要です。

19 トイレが近い
——排尿障害：排尿治療薬

> トイレが近くて、外出をいやがる利用者がいます。
> 　夕食の用意のために訪問すると、利用者が不安な顔をしていました。理由を聞くと、今日もデイサービスを休んだようです。デイサービスでのレクリエーションの時にトイレへ頻回に行くと、「またあの人が！」と咎(とが)めるような参加者の目が気になるようです。そのため、デイサービスの前日は、昼から水分を控えているようです。
> 　脱水症などが気になります。
> ▶ 尿道(にょうどう)を鍛える骨盤底筋体操(こつばんていきん)や膀胱(ぼうこう)トレーニングを試みます。

1 排尿障害とは？

排尿障害(はいにょうしょうがい)とは、尿漏(にょう)れ、頻尿(ひんにょう)、排尿困難(はいにょうこんなん)等で、尿を漏らさず、ある程度溜めることができ、**気持ちよく排尿(はいにょう)することができなくなった状態**をいいます。

夜間頻尿(ひんにょう)は、高齢者の実に 80％以上にみられる症状です。

正常な排尿(はいにょう)は、1日4〜8回、1回につき 200〜400 mL（1日で 1000〜1500 mL）といわれます。夜間でも 0〜1回しかトイレに起きません。しかし、多くの高齢者は排尿障害(はいにょうしょうがい)のせいで、外出ができない、夜にぐっすり寝ることができない等で悩んでいます。

2 排尿・蓄尿の仕組み

腎臓(じんぞう)で作られた尿(にょう)は尿管(にょうかん)を経(へ)て、膀胱(ぼうこう)に送られます。尿(にょう)が送られて

尿失禁の種類

腹圧性尿失禁

咳やくしゃみ、お腹に力を入れた時などに尿が漏れてしまう。

頻尿

トイレが近く、夜間も3回以上トイレへ通う。

切迫性尿失禁

トイレまで我慢できずに漏れてしまう。

機能性尿失禁

尿が出にくい、残尿感がある。

くると膀胱は緩み、およそ**300mL以上の尿を溜める**ことができます。膀胱が広がると同時に尿道はしまり、尿を漏らさないようにします。これが**蓄尿状態**です。

　逆に**排尿状態**は、膀胱が収縮し尿道が緩み、溜まった尿が排出されている状態です。膀胱と尿道は、神経の命令で相互に協力し合って排尿・蓄尿の働きをします。なお、**緊張を高める交感神経が働いている時は蓄尿、副交感神経が働く安静状態では、排尿が促されます**。繰り返しになりますが、緊張状態の時は、蓄尿に働くので、介護職のみなさんもケアで頑張っている時はあまり尿意を感じないと思います。排尿・蓄尿には多くの臓器がかかわっているので、1つでも障害を受けると排尿障害が発生します。

　高齢者は、頻尿であったり、尿閉があったり、排尿障害で閉じこもりになっていることが多く、こうした排尿障害は、利用者の尊厳に多大にかかわってきます。

　食べる、寝る、出すという人間の基本的な営みを確保できるように支援しましょう。

3 排尿治療薬の薬理作用

① α₁阻害薬

尿道出口閉塞の緩和により、排尿障害・過活動膀胱・夜間頻尿に効果があります。

② 5α還元酵素阻害薬

前立腺が縮小することにより、男性の排尿障害・夜間頻尿に効果があります。

③ 抗アルドステロン薬

前立腺が縮小することにより、男性の排尿障害に効果があります。

④ 植物エキス・アミノ酸製剤

抗酸化、消炎作用により、男性の排尿障害・夜間頻尿に効果があります。

⑤ 抗コリン薬、フラボキサート

膀胱弛緩、知覚経路の抑制により、排尿障害・過活動膀胱・夜間頻尿に効果があります。

⑥ β₃受容体アゴニスト

膀胱を弛緩させることにより、過活動膀胱に効果があります。

⑦ 低用量PDE-5阻害薬

男性の排尿障害・夜間頻尿に効果があります。

⑧ デスモプレシン

尿の濃縮により、夜間多尿を改善します。

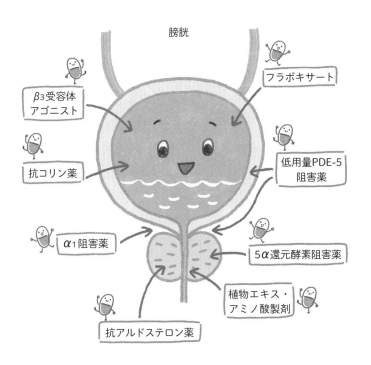

膀胱

β₃受容体
アゴニスト

フラボキサート

抗コリン薬

低用量PDE-5
阻害薬

α₁阻害薬

5α還元酵素阻害薬

植物エキス・
アミノ酸製剤

抗アルドステロン薬

表3-26　排尿治療薬

分類	一般名（商品名）	副作用
①α₁阻害薬	**タムスロシン**（ハルナール）	血圧低下
②5α還元酵素阻害薬	**デュタステリド**（アボルブ）	勃起不全
③抗アルドステロン薬	**クロルマジノン**（プロスタール）	浮腫
④植物エキス・アミノ酸製剤	**アミノ酸配合剤**（パラプロスト）	胸やけ
⑤抗コリン薬	**プロピベリン**（バップフォー）	口渇
⑤フラボキサート	**フラボキサート**（ブラダロン）	胃腸障害
⑥β₃受容体アゴニスト	**ミラベグロン**（ベタニス）	便秘
⑦低用量PDE-5阻害薬	**タダラフィル**（ザルティア）	消化不良
⑧デスモプレシン	**デスモプレシン**（デスモプレシン）	頭痛
⑨漢方薬	**八味地黄丸** はちみじおうがん	発疹

⑨ 漢方薬

八味地黄丸（はちみじおうがん）・牛車腎気丸（ごしゃじんきがん）などがあります。八味地黄丸は身体を温め、身体全体の機能低下を改善し、頻尿（ひんにょう）などを改善します。牛車腎気丸（ごしゃじんきがん）は八味地黄丸（はちみじおうがん）の効能に加えて、足腰の痛みに効きます。これらは高齢者によく使われる薬です。

4 副作用と注意点

副作用

口渇（こうかつ）（口渇（こうかつ）は水分をとっても治りません。飴等を舐めると軽減します）・便秘（べんぴ）・ふらつき・血圧低下等

注意点

薬でコントロールできない時は、尿（にょう）とりパッド、尿瓶（しびん）、手すり、ポータブルトイレ等の道具を利用します。トイレの場所、寝室の配置等の環境を整えて、快適な生活を確保します。

また、専門家の指導のもと、膀胱（ぼうこう）トレーニング、骨盤底筋体操（こつばんていしっきん）等も導入します。なお、**排尿日誌（はいにょうにっし）**から尿失禁の種類を探ることができます。

まとめ

トイレが近い場合、飲水量を減らしても排尿（はいにょう）は適度にあります。こうした頻尿（ひんにょう）以外にも、高齢者には排尿（はいにょう）トラブルがつきものです。デリケートな問題ですので、利用者の尊厳を守りながら、心情に配慮してケアにあたりましょう。

20 イライラしたり、火照ったり
——更年期障害：漢方薬

「のぼせたり、火照ったり、イライラしたり、気分が落ち込んだり、背中も痛いし、腰も痛い……」

伺う度に、いろいろな症状が出てつらいと愚痴をこぼされる利用者がいます。特段こうした症状が出る疾患があるわけでもなく、どうやら、更年期障害のようです。更年期障害には、ホルモン療法のほか、漢方薬や抗うつ薬による薬物療法が有効とされていますが、多彩な症状が出る利用者には、まず漢方薬が試されるようです。

▶ 副作用が少ないとされる漢方薬ですが、量が多く、飲みにくく感じる利用者もいますので、服薬介助も工夫が必要です。

1 漢方薬とは？

漢方薬とは、**漢方医学の理論に基づいて処方される薬の総称**です。古来に中国から伝わり、日本において発展してきた医学が**漢方医学**です。西洋から入ってきた蘭方（**西洋医学**）と区別するためにこの名前が付けられました。

漢方薬は、漢方医学の考え方に沿って、生薬と呼ばれる植物や動物、鉱物などを組み合わせて作られたものを指し、主に植物の根や葉、種子などが使われています。

漢方薬は一般的に副作用が少ないとされていますが、身体に合わないと思わぬ副作用が出ることもあります。そのため、漢方薬は**使用する人の体質や症状、そのほかの状態などを勘案**して適したものを選択する必要があり、その人の４つの部分を診る方法から処方されます。

また、漢方薬の基本的な考え方に「陰と陽」があり、陰は温めたほうがよく、陽は冷やしたほうがよいという考え方です。このような視点を押さえて、漢方薬を服用している利用者のケアにあたりましょう。

4つの部分を診る方法

☐ **望診**
　顔色や表情、態度、姿勢、体型などを確認します。舌の色や形、歯の跡がついているかなどを診る「舌診」をすることもあります。

☐ **聞診**
　声の大きさや話し方、咳や痰の状態、呼吸音などを聞いたり、体臭や口臭を嗅いだりすることもあります。

☐ **問診**
　自覚症状や、これまでにかかった病気、食べ物の好み、ライフスタイル、仕事、月経の様子など、一見、病気と関係なさそうな部分も確認します。

☐ **切診**
　脈を診る「脈診」と腹部を診る「腹診」など、実際に身体に触れて確認します。

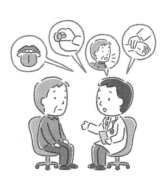

---

2 さまざまな漢方薬

　漢方薬は、西洋医学では対応しにくい、冷え性などの体質によるものや更年期障害、未病段階のものなどに効果が期待できます。**未病**とは、肩こり、ニキビ、便秘、不眠、冷えなど身体から何らかのサインが出ている状態のことです。それ以外にもさまざまな症状に合わせて効能が期待できる漢方薬があります。

表3－27　症状に合わせた漢方薬

風邪症状
　葛根湯・麻黄湯・小青竜湯・小柴胡湯・香蘇散・柴胡桂枝湯・麦門冬湯・半夏厚朴湯

鎮痛
　麻杏薏甘湯・薏苡仁湯・桂枝加朮附湯・桂枝加苓朮附湯・当帰四逆加呉茱萸生姜湯・芍薬甘草湯・疎経活血湯・釣藤散・呉茱萸湯

のどの痛み
　桔梗湯・白虎加人参湯・甘草湯

鎮咳・去痰
　五虎湯・神秘湯・麻杏甘石湯・甘草湯・柴朴湯・麦門冬湯・半夏厚朴湯

胃
　安中散・人参湯・平胃散・六君子湯

腸
　桂枝加芍薬湯・大黄甘草湯・大黄牡丹皮湯・麻子仁丸

痔
　乙字湯・芎帰膠艾湯

排尿異常
　竜胆瀉肝湯・牛車腎気丸・八味地黄丸・猪苓湯・六味丸

婦人薬（月経・更年期等）
　五積散・桃核承気湯・加味逍遙散・柴胡桂枝乾姜湯・桂枝茯苓丸・四物湯・当帰芍薬散・温清飲・温経湯

皮膚疾患・アレルギー薬
　消風散・十味敗毒湯・当帰飲子・清上防風湯・茵蔯蒿湯・葛根湯加川芎辛夷・小青竜湯・荊芥連翹湯・辛夷清肺湯

睡眠改善
　柴胡加竜骨牡蛎湯・桂枝加竜骨牡蛎湯・酸棗仁湯・加味帰脾湯・抑肝散・抑肝散加陳皮半夏

循環器系（強心・息切れ・動悸・高血圧等）
　苓桂朮甘湯・三黄瀉心湯・黄連解毒湯・七物降下湯

滋養強壮
　十全大補湯・補中益気湯

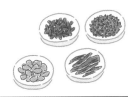

外用薬
　紫雲膏・中黄膏

肥満
　防風通聖散・防己黄耆湯・大柴胡湯

3-20　イライラしたり、火照ったり――更年期障害…漢方薬

3 副作用と注意点

副作用

　漢方薬は作用が穏やかで、副作用が少ないという認識が一般的ですが、薬である以上、漢方薬にも副作用があります。場合によっては、間質性肺炎や肝機能障害のような重篤な副作用が起きることがあります。また、ほかの薬との相互作用もありますので、漢方薬を飲んでいる利用者の場合も、注意が必要です。

注意点

　漢方薬は、症状の原因となる体質の改善を主眼としているものが多く、比較的長期間（1か月程度）継続して服用することがありますので、漢方薬による副作用が出ていないか、ほかの薬との相互作用を起こす可能性はないかなど注意深く観察してください。

　漢方薬は、量が多く飲みづらいため、ぬるま湯などに溶かしたり、オブラートに包んだり、お薬ゼリーを活用するなどして、服薬の工夫をしましょう。

まとめ

　更年期障害に限らず、西洋医学が対応しづらい「未病」などへの効果が期待できる漢方薬は、副作用が少ないとされていますが、まったくないわけではないので注意しましょう。特に、処方されている以外に利用者がドラッグストアなどで購入して服用している場合もありますので、副作用、相互作用に気を配りましょう。

21 嘔吐物の処理には
──消毒薬

　季節性の感染症が流行り出すと消毒薬についての報道が増えてきます。細菌やウイルスによって何を使えば効果的なのかが変わってきます。できれば、副作用を最小限に抑えながら、最大限の効果を得たいところです。

▶きちんと消毒薬の知識を身につけておくと、いざという時に慌てずにすみます。

1 消毒薬の知識

　消毒薬は、病原微生物によって使用する薬剤が違います。また、消毒薬は種類も多く、消毒する部位によっても消毒薬の選定が違ってきます。

　例えば、新型コロナウイルス感染症やインフルエンザの場合、ウイルスを含む飛沫が口から入る飛沫感染とウイルスがついた手指で口、鼻や眼の粘膜に触れることで起こる接触感染によって感染します（新型コロナウイルス感染症は空気感染の可能性もいわれています）。

　このうち接触感染を防ぐために、消毒薬を使い、手指、器具、室内を殺滅、除菌することが重要です。どちらもアルコール消毒が有効とされています。一方で、ノロウイルスによる汚染の場合は、次亜塩素酸ナトリウム液での消毒が必要になります。

　消毒薬には、抗微生物スペクトルの範囲によって、高水準（ある条件下であらゆる微生物を殺滅できる）・中水準（芽胞菌以外は殺滅できる）・低水準（人への害は少ないが、殺菌力も弱い）に分類されますの

で、それらの知識から押さえていきます。

① 高水準

グルタラール

　人体には使用できません。器具だけです。

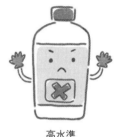

高水準

② 中水準

1）アルコール消毒

　アルコール消毒には、**60~95%**のエタノールを使用します。

　手指、皮膚の消毒、器具類の消毒のほか、創傷面の殺菌・消毒に用いられます。皮膚刺激性が強いため、軽く清拭するに留め、脱脂綿やガーゼに浸して貼付することは避けます。

　粘膜（口唇等）や目の周りへの使用は避ける必要があります。

　また、揮発性で引火しやすく、広範囲に長時間使用する場合には、蒸気の吸引にも留意する必要があります（空間噴霧は絶対にいけません）。アルコール過敏症の人は使用を控えます。

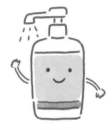

中水準

2）塩素系漂白薬（次亜塩素酸ナトリウム）

　ノロウイルスに効くため、嘔吐物などの処理に用いられます。

　光等に不安定な物質のため、冷暗所に保管し、早めに使います。

　次亜塩素酸ナトリウムやサラシ粉等の塩素系殺菌消毒成分は、強い酸化力により一般細菌類、真菌類、ウイルス全般に殺菌消毒作用をもちます。皮膚刺激性が強いため、人体の消毒には用いません。

　金属腐食性があり、プラスチックやゴム製品を劣化させます。

　また、排泄物に使え、漂白作用があります。

3）クレゾール石鹸液

　手指・創傷面の殺菌・消毒に用いるほか、トイレ、便器、ゴミ箱等の細菌発生予防のために、殺菌・消毒を目的として使われます。

刺激臭があり、衣類、ゴム、プラスチックに使用すると変色します。塩素系の消毒薬(しょうどくやく)と混ぜると有毒ガスが発生します。

なお、目に入らないよう注意してください。

4）ポビドンヨード

うがい、手洗いなど人体に使えます。なお、甲状腺(こうじょうせん)に異常のある人には使用できません。

5）オキシドール

傷の消毒(しょうどく)、洗浄に使えます。

③ 低水準

洗剤（両性界面活性剤）（塩化ベンザルコニウム・塩化ベンゼトニウム）

両性界面活性剤は、ウイルスの膜を壊し効果を出します。

石鹸(せっけん)との混合によって殺菌消毒(しょうどく)効果が低下するので、石鹸(せっけん)で洗浄したあとに使用する場合には、石鹸(せっけん)を十分に洗い流す必要があります。目に入らないよう注意してください。

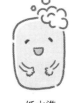

低水準

表3−28　消毒薬

分類	代表的な商品名	成分名
①高水準	サイデックスプラス28（3.5%）	グルタラール
②中水準	エタハンドゲル（76.9〜81.4%） ミルトン（1%） ポビドンヨード外用液（10%） クレゾール石鹸液 オキシフル（3%）	エタノール 次亜塩素酸ナトリウム ポビドンヨード クレゾール石鹸 オキシドール
③低水準	エルエイジー10液（10%） ヒビテン液（5%） ヂアミトール液（10%） ネオステグリーンうがい液（0.2%） アクリノール液（0.2%）	アルキルジアミノエチルグリシン塩酸塩 クロルヘキシジングルコン酸塩 塩化ベンザルコニウム 塩化ベンゼトニウム アクリノール

2 感染症の薬

　汚染場所や病原体の種類によって、使用する消毒薬の違いがあることを学びましたが、こうした消毒薬の知識とともに、感染症の薬の知識も大切です。施設などでは感染症法[※1]の施行により、感染予防のチームなどが作られていますが、在宅の現場でも、感染症対策は重要な視点です。消毒薬の正しい使い方や感染症対策をしっかり押さえて、流行の拡大を防ぎましょう。

　介護の現場で出会う感染症といえば、インフルエンザにノロウイルス、疥癬、近年では、新型コロナウイルス感染症への対策がとられています。このうち、治療薬のあるインフルエンザウイルスについては、p.112 を参照してください。ここでは、主な感染症の薬として、抗菌薬を紹介します（表3 - 29）。

表3 - 29　抗菌薬

分類	一般名（商品名）	副作用
ペニシリン系	バカンピシリン（ペングッド）	アナフィラキシー反応
セファロスポリン系	セフジニル（セフゾン）	薬疹、発熱
カルバペネム系	テビペネム・ピボキシル（オラペネム）	痙攣などの中枢神経症状、急性腎不全
ペネム系	ファロペネム（ファロム）	下痢、めまい
ホスホマイシン系	ホスホマイシン（ホスミシン）	頭痛、薬疹
テトラサイクリン系	ミノサイクリン（ミノマイシン）	下痢、めまい
マクロライド系	エリスロマイシン（エリスロシン）	薬疹、食欲不振
ニューキノロン系	レボフロキサシン（クラビット）	下痢、黄疸

※1　感染症法＝感染症の予防及び感染症の患者に対する医療に関する法律（平成10年法律第140号）

抗菌薬は、肺炎球菌や結核菌など、人体に侵入した細菌を壊したり、増殖を抑えたりします。抗菌薬には表3－29のような分類があり、細菌の種類や特徴により抗菌スペクトルから使用抗菌薬を決めます。

　高齢者は、加齢によって感染症への抵抗性が低下しており、肺炎や蜂窩織炎にかかりやすくなっています。原因となる菌を想定し、抗菌薬を選択していきます。また、抗菌薬の主な副作用は、ショック、下痢、発疹、腎機能障害、肝機能障害等です。

3 注意点

注意点

　消毒薬は人体に使用できないものも多くありますので、種類を把握して正しく使用します。

　抗菌薬は正しく服用しないと、薬剤耐性菌を生んでしまったり、しっかり治しきれないリスクがあったりするため、利用者が医師の指示通りに服用できているか確認します。

まとめ

　感染症対策は、消毒薬がポイントです。感染症にかかってしまったら、対症療法と抗菌薬や抗ウイルス薬等の出番となります。正しい使い方を押さえておきましょう。

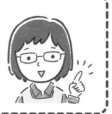

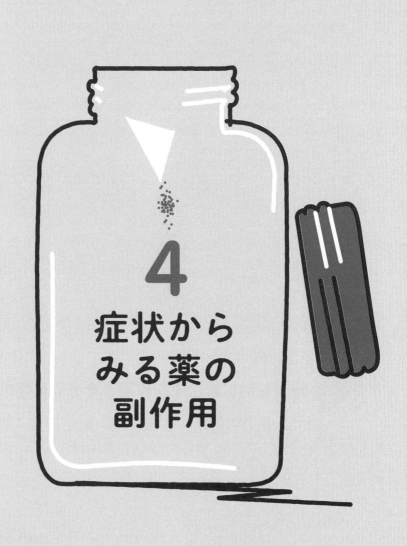

4

症状から
みる薬の
副作用

1 転倒

転倒は薬の副作用によるふらつきや眠気などが原因です。

　在宅でも施設でも、薬の副作用でふらついて、転倒が起きることがあります。高齢者の場合、睡眠薬や向精神薬を服用することで転倒し、骨折して入院、入院からさらなる障害へ結び付くリスクがあります。支援者は薬の副作用からくるふらつきや転倒を知り、また、以下の内容も踏まえて、事故を未然に防ぎましょう。

【20 年間の経験から分かったこと】
転倒しやすい平均年齢：70 代前半
転倒しやすい要因：認知機能の低下、筋力の低下
転倒の発生しやすい時間帯：午前 3 〜 8 時
転倒の発生しやすい場所：居室・病室
転倒の発生しやすい行動：排泄
転倒の発生しやすい薬物：睡眠薬や向精神薬

❶ 転倒を引き起こす副作用とその可能性のある薬

① 脱力、筋力の低下：筋弛緩薬、抗不安薬、睡眠薬等

筋肉の弛緩によって、足腰に力が入らず、転びやすくなります。

睡眠薬や向精神薬は筋弛緩作用があり、倦怠感や脱力によって転倒しやすくなります。

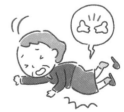

② 失神、起立性の低血圧：高血圧治療薬、パーキンソン病治療薬、抗うつ薬、排尿障害治療薬等

　起き上がった時や頭を持ち上げた時に血圧が下がり、めまいやふらつきが起きます。

③ めまい、ふらつき：抗不安薬、睡眠薬、非ステロイド性抗炎症薬（NSAIDs）、抗てんかん薬、麻薬、非麻薬性鎮痛薬、糖尿病治療薬、抗がん薬等

　血圧を下げる薬では血圧が下がる時、めまいや失神が起こります。血糖（けっとう）を下げる薬では低血糖（けっとう）の副作用でめまいが起こります。睡眠薬（すいみんやく）では睡眠（すいみん）効果が翌日まで持ち越されることによって、めまいやふらつきが起こります。

④ パーキンソン様症状を引き起こす：統合失調症治療薬、抗うつ薬、制吐薬、胃腸機能調整薬等

　振戦（しんせん）や固縮（こしゅく）、無動、歩行障害、動作緩慢といったパーキンソン様症状を発現し、パーキンソン病の患者と同じような症状を起こします。動きが悪くなり、転倒（てんとう）のリスクがあります。

⑤ せん妄・幻覚を引き起こす：パーキンソン病治療薬・ジギタリス製剤・麻薬・高血圧治療薬・ヒスタミンH₂受容体拮抗薬（H₂ブロッカー）等

　脳（のう）に作用するため、幻覚やせん妄が起こります。幻覚はないものが見えるため、せん妄は夜間に意識が朦朧（もうろう）とし不穏（ふおん）症状が伴うため、転倒の危険があります。

⑥ 視覚調節障害を起こす：抗コリン薬、抗うつ薬、NSAIDs、抗結核薬等

　ものが二重に見えたり、距離感が分からなくなったりすることに

よって転びやすくなります。

⑦ 眠気、集中力や注意力の低下：麻薬、睡眠薬、抗不安薬、抗うつ薬、統合失調症治療薬、抗てんかん薬、抗ヒスタミン薬等

　中枢神経系（ちゅうすうしんけい）に作用する薬は、意識レベルを低下させることによって、眠気が起こり、眠気によって転倒しやすくなります。

❷ まとめ

　転倒につながる副作用を起こす薬は、睡眠薬（すいみんやく）、抗不安薬、抗うつ薬、高血圧治療薬など多岐にわたります。多くの高齢者が服用している高血圧の薬は、血圧を下げる際に「めまい」の副作用を起こす確率が1％以上あります。飲み慣れた薬の場合はともかく、処方（しょほう）が変更された際には、どのような副作用が出るか分かりませんので、処方（しょほう）が変更された当日は特に活動的な作業は避けるように促しましょう。

2 便秘・下痢

高齢者の場合、便秘も下痢も時に命にかかわる副作用です。

便秘は腹圧をかけることで、心筋梗塞や脳出血の危険を伴います。特に、朝の排便時に脳出血を起こして倒れているケースなどがあります。また、下痢は、栄養状態の低下や褥瘡の悪化、脱水により命にかかわることもあります。

高齢者の場合、生活習慣の乱れや病気から便秘になっている場合もありますが、多くの薬の副作用から便秘になっていることもあります。

❶ 便秘を起こす可能性のある薬

① 抗コリン薬：アーテン、バップフォー、ブスコパン

初期のパーキンソン病の治療や蓄尿、胃等の薬です。

② 抗うつ薬：アモキサン、トリプタノール、レスリン

うつ病を取り除きます。

③ 向精神薬：デジレル、リスパダール

不安を取り除きます。

④ 鎮咳薬：アスベリン、メジコン、リン酸コデイン

咳止めに使います。

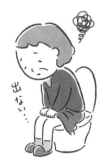

便秘

⑤ 気管支拡張薬（β_2刺激薬）：スピロペント、ベロ
テック

喘息（ぜんそく）の治療に使います。

⑥ 利尿薬：アルダクトンＡ、サムスカ、ダイアモックス

むくみをとります。

⑦ 筋弛緩薬：テルネリン、ミオナール、リンラキサー

腰痛の際、痛み止めと一緒に処方（しょほう）されることが多いです。

⑧ 麻薬：ＭＳコンチン、オキシコンチン、メテバ
ニール

強い痛み止め、下剤と一緒に服用します。

⑨ パーキンソン病治療薬：カバサール、ネオドパス
トン、メネシット

薬の副作用から便秘（べんぴ）になりますが、パーキンソン病からも便秘（べんぴ）にな
りやすいです。

⑩ 高血圧治療薬（カルシウム拮抗薬）：カデュエッ
ト、ヘルベッサー、ワソラン

血圧を下げる薬で、高齢者によく使われます。

⑪ 鉄剤：インクレミン、フェルム、フェロミア

便（べん）が黒くなることがあります。

❷ 下痢を起こす可能性のある薬

① 経腸栄養薬：エレンタール、エンシュア・リキッド

嚥下障害、食欲不振に処方されます。

② 胃酸分泌抑制薬：オメプラール、ザンタック、パリエット

胃潰瘍等の際に余分な胃酸を抑えます。

③ 消化管運動改善薬：アセナリン、プリンペラン、リサモール

食欲不振に処方されます。

④ 抗菌薬、化学療法薬：フロモックス、ユナシン

腸内細菌も殺してしまうため下痢を起こします。

❸ 便秘を起こすリスク

① 頻尿が心配なあまり、飲水量を極端に減らしたことからくる便秘

薬、膀胱トレーニング、骨盤底筋体操によって、膀胱容量を増やして頻尿を改善し、飲水量を増やすことで便秘を改善します。

② パーキンソン病とパーキンソン病治療薬、高血圧治療薬からくる便秘

薬を止めることはできないので、便秘薬で対応します。

③ 便秘薬と坐薬、浣腸の乱用からくる直腸性便秘

常に薬で大腸に刺激を与えることで、直腸が薬に反応しなくなり、便秘が起きます。

便秘薬の正しい服用方法を説明して、排便のリズムをつくります。

④ 精神面からくる便秘

正しく便秘薬を使えば排便ができます。便秘薬でどうしてもリズムがつかない時は坐薬を使い、精神的に自信をもたせます。

⑤ 食事量が少なく、食物繊維の少ない軟らかい食事が中心であることからくる便秘

栄養士の栄養指導で、食物繊維の多く含まれた食事を確保します。

⑥ 膀胱容量を増やすために使われた薬による便秘

抗コリン薬の作用から便秘を起こします。薬を使いながら膀胱トレーニングを行い、膀胱容量が増えれば、いずれ薬を飲む必要がなくなります。

❹ まとめ

便秘は、高齢者に起こりやすい副作用の1つです。薬の副作用だけではなく、便秘を起こすリスクでも取り上げましたが、頻尿が心配なあまり、飲水量が極端に減り、その結果、便秘を起こしている可能性もあります。この場合は、頻尿の改善から取り組むことになります。

快適な排便の有無は、利用者の生活の質（QOL）を左右しますので、支援者としては、さまざまな可能性を配慮して、便秘の改善を考えていく必要があります。

3 排泄障害

尿道や膀胱は高齢者になると障害が起きやすいです。

そのため、薬の副作用による排泄障害もよくある話です。

排泄は自律神経によって支配されているため、循環器や呼吸器、消化器などの疾患に使われる薬のすべてが、副作用として排泄に影響する可能性があります。例えば、前立腺肥大症の人は、前立腺肥大によって尿道が狭くなっていて、尿の出が悪くなっています。そこに抗コリン薬や抗ヒスタミン薬のような薬を服用すると、尿閉など危険な状態を起こすことがあります。尿閉によって外に出せなくなった尿は、尿管を伝って腎臓に上がることもあり、その結果、腎臓が損傷を受けて命にかかわることもあります。

抗コリン薬や鼻水を止める抗ヒスタミン薬などは、十分気をつけて使う必要があり、薬が処方された場合は尿の回数や出方を観察しましょう。なお、一回でも副作用を経験した薬はまた同じ副作用が出る可能性があるので、二度と使用することはできません。

❶ 尿失禁を起こす可能性のある薬

① 胃薬

膀胱を収縮させることで尿失禁を起こします。

② 高血圧治療薬、筋弛緩薬、抗てんかん薬、睡眠薬、抗不安薬

尿道のしまりが悪くなり尿失禁を起こします。

❷ 尿閉を起こす可能性のある薬

① 気管支拡張薬、胃薬、抗ヒスタミン薬、花粉症治療薬、風邪薬、向精神薬、抗コリン薬

膀胱（ぼうこう）を弛緩（しかん）させることで尿閉（にょうへい）を起こします。

② 高血圧治療薬、気管支拡張薬、抗うつ薬

尿道（にょうどう）をしめることによって尿閉（にょうへい）を起こします。

❸ 頻尿を起こす可能性のある薬

● 利尿薬

尿量（にょうりょう）が増えることによって頻尿（ひんにょう）を起こします。

❹ まとめ

　前述したとおり、抗コリン薬や抗ヒスタミン薬の使用は注意が必要ですが、これらの成分は、市販薬に含まれているため、医療用医薬品と一般用医薬品を同時に飲むようなことがないように気を配る必要があります。一般用医薬品をよく使用するような利用者の場合、とりわけ注意を払ってください。

4 せん妄・幻覚

昨日まで元気に話していた高齢者が、急におかしな話をしたり、天井から人が覗(のぞ)いている等、ないものが見えたりと幻覚、幻聴の話をすることがあります。

せん妄は入院や入所、引っ越しなどの環境の変化によっても起こる可能性があります。環境が落ち着いてくると症状も落ち着きますが、薬の副作用の場合は薬を変更しない限り続くことが多いです。しかし、パーキンソン病治療薬の場合は、幻覚の副作用があっても、日常生活動作（ADL）の確保から服用を続ける必要があります。急に服用を中止すると、悪性症候群(あくせいしょうこうぐん)のような命にかかわる症状が出ることもあります。

これらの症状は、認知症(にんちしょう)の初期症状の場合もありますので、医療職と連携しながら、薬の副作用からくるせん妄・幻覚を確認していきます。

❶ せん妄・幻覚を起こす可能性のある薬

① パーキンソン病治療薬：アーテン、エフピー、ノウリアスト

カーテンの後ろに人、天井に虫等が見えたりします。

② ベンゾジアゼピン系の睡眠薬：ドラール、メイラックス、レスミット

多用されている睡眠薬(すいみんやく)ですが、まれに幻覚が出現します。

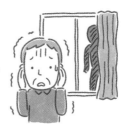

③ 副腎皮質ホルモン薬：セレスタミン、プレドニン

リウマチやアレルギー等に使われるステロイドホルモンですが、精神変調やうつ病の発症が起きます。

④ 非麻薬性鎮痛薬：ソセゴン、トラマール、ワントラム

麻薬の次に強い痛み止めで、鎮痛のために使う必要があります。

⑤ 胃酸分泌抑制薬：オメプラール、ガスター、ザンタック

胃潰瘍によく処方される薬です。

⑥ 脳代謝賦活薬：グラマリール、シンメトレル、ルシドリール

脳梗塞後遺症の高齢者によく処方される薬です。

⑦ 抗ウイルス薬：ゾビラックス、バルトレックス、ファムビル

帯状疱疹の治療に用いられます。

❷ まとめ

せん妄や幻覚は、認知症、薬の副作用、環境変化（入院など）といったさまざまな原因が考えられます。これらを見きわめることが重要です。また、胃潰瘍に処方される胃薬にも、こうした副作用がありますので、先入観をもたずに対処する必要があります。

5 眠気・不眠

「眠れない」「逆に眠すぎる」

　在宅でも、施設でも、いつも横になっていて活動性の低下した高齢者を見かけます。昼夜逆転の高齢者も多くいます。いずれにせよ、そのような症状が続くことで生活の質（QOL）が低下し、加えて活動性も失います。

❶ 不眠を起こす可能性のある薬

① 脳代謝賦活薬：シンメトレル、ルシドリール
のうこうそく
脳梗塞後遺症やパーキンソン病の高齢者によく処方されます。

② 強心薬・偏頭痛治療薬：アンナカ、カフェイン

カフェインの入っている薬です。

③ パーキンソン病治療薬：コムタン、メネシット
しょほう
パーキンソン病の治療によく処方されます。

④ 脂質異常症治療薬：メバロチン、リバロ、リピトール
ししつ い じょうしょう　　しょほう
脂質異常症に処方されます。

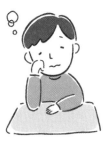

眠気

❷ 眠気を起こす可能性のある薬

① **向精神薬：セレネース、デパス、リスパダール**

　身体に慣れるまで眠気が出ることがあります。

② **中枢神経系の薬：イーケプラ、テグレトール**

　抗てんかん薬など、眠気が起こり傾眠傾向になることがあります。

③ **高血圧治療薬：アルドメット、ペルジピン、ワソラン**

　眠気がひどく、転倒事故発生のリスクのある薬です。

④ **麻薬：アブストラル、MS コンチン、フェントス**

　眠気、呼吸抑制、便秘などの副作用があります。

⑤ **パーキンソン病治療薬：カバサール、トレリーフ、ペントナ**

　眠気・吐き気などの副作用に慣れるため、少量から開始します。

⑥ **抗アレルギー薬・抗ヒスタミン薬：セレスタミン、ポララミン、レミカット**

　風邪薬や花粉症治療薬として使用されます。

❸ まとめ

　睡眠障害で昼夜逆転を起こしている高齢者はたくさんいます。薬の副作用なのか精神的な原因があるのか、背景を探っていきます。

6 食欲不振

食べることは、元気や生きるための力を生む重要な行動です。特に高齢者の場合、食欲不振は、体力を消耗させ、二次的に疾病を起こす可能性がありますので、早期に解消したい症状です。

長く続くようなら薬の副作用を疑います。ただし食欲不振の原因はさまざまです。注意深く観察しましょう。

食欲をなくす原因としては、次の8つのような原因が挙げられます。それらを引き起こす薬について確認していきましょう。

 食欲をなくす原因

① 食べたくない

食欲をなくす薬：パーキンソン病治療薬、鎮痛薬、気管支拡張薬
うつ傾向になる薬：交感神経に作用する血圧の薬、精神安定剤、パーキンソン病治療薬、副腎皮質ホルモン薬

② 吐き気などで気持ちが悪く、食べたくない

吐き気の出る薬：パーキンソン病治療薬、抗うつ薬、喘息治療薬、麻薬、アルツハイマー型認知症治療薬

③ 胃が痛くて食べられない

胃腸障害のある薬：鎮痛薬、骨粗鬆症治療薬

食欲がない

④ 口のなかがいつも渇いていて、食事が食べづらい

口渇の副作用をもつ薬：抗コリン薬（パーキンソン病治療薬、排尿障害治療薬、胃腸薬）、抗ヒスタミン薬

⑤ 味覚に異常があり、食事が美味しくない

味覚異常のある薬：抗リウマチ薬、ACE阻害の高血圧治療薬

口のなかが苦くなる薬：アモバン（超短時間型睡眠薬）

⑥ 口のなかに口内炎等のできものがあり、食べたくない

歯肉炎・口内炎ができやすい薬：高血圧治療薬（カルシウム拮抗薬）、ステロイドの吸入薬

⑦ 手が震え、食事がうまく口へ運べない

振戦の副作用のある薬：吐き気止め、パーキンソン病治療薬

⑧ 下痢をしていて食べたくない

下痢を起こす薬：経腸栄養薬、胃酸分泌抑制薬、消化管運動改善薬、抗菌薬、ビタミン類

❷ まとめ

　以上の８つの原因のうち、吐き気や痛み、手の震え、下痢などによる食欲不振は、比較的分かりやすいかもしれません。しかし、食欲がない、味覚異常で食事が進まない、口渇で食べづらいなどは、すぐに分かりづらいことがあります。意思表示が難しい高齢者もいますので、より一層注意深く観察していく必要があります。

7 視覚障害

ものがよく見えないと日常生活の大きな支障になります。
　加齢とともに、緑内障、白内障等の視力障害に加えて、視野がぼやける、ものが二重に見える等の生活に支障をきたす症状に悩み、老後の生活に希望を見出せない高齢者がいます。
　ものがよく見えないと、転倒の危険、住環境が不衛生になる、活動性が低下する、食欲が減退する等の二次的な障害が出てきます。

❶ 視覚障害を起こす可能性のある薬

① 抗コリン薬：コランチル、ダイピン、ブスコパン

　胃が痛む時や胃の活動を抑える薬で、ものが二重に見えたり、ゆがんで見えたりします。

② 抗不安薬：コントミン、デジレル、トフラニール

　ふらついたり、ものが二重に見えたりします。

③ パーキンソン病治療薬：アーテン、タスモリン

　パーキンソン病初期に使うアーテンなどの抗コリン薬は、ものが二重に見えます。

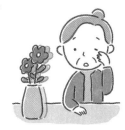

④ 散瞳薬の点眼液：サイプレジン、ネオシネジン
　　コーワ、ミドリンM

目薬で瞳が開いているうちは、まぶしさを感じます。

⑤ 副腎皮質ホルモン薬：コートン、デカドロン

ものがかすんで見えます。

⑥ その他：強心薬、高血圧治療薬、利尿薬、鎮咳薬等

副作用として視力障害を起こすことがあります。

❷ 緑内障や白内障を起こす可能性のある薬

　緑内障は散瞳薬やステロイド等が原因で生じる場合があります。ま
た、薬剤性白内障として、ステロイドの長期使用によるものと、緑内
障の治療薬（ピロカルピン）の長期使用による白内障のリスクがいわ
れています。

❸ まとめ

　視覚障害は、高齢になれば、多くの人に自然と出てくる症状である
ため、歳だから仕方ないと考える人もいます。しかし、薬の副作用の
可能性もありますので、最近、ものがよく見えなくなったと訴える利
用者の背景に、前述した薬の使用はないか、あるいは目の疾患の可能
性などを考えて対応しましょう。

多職種連携

1～7で、症状からみる薬の副作用について学んできました。これらの副作用が生じていると気づいたら、施設でも、在宅でも、多職種で情報を共有し、連携しなければ、服薬に関する安心、安全を守ることはできません。

ここでは、どんなことを観察し、記録し、伝達して連携を密に進めるのかを学びます。

❶ 観察力を身につけよう

介護職の知識として、高齢者がよくかかる疾病と薬はもちろんですが、薬の副作用を知識としてもっていると、事故を未然に防ぐことができます。薬に関しては、あくまで介護職としてのかかわりとなりますが、サービス事業者のなかで、利用者との接触時間が長く、利用者の変化を一番確認できる立場にいます。そして、その変化を記録簿に書き込み、きちんと医療職に伝えることが大切です。

医療的依存度の高い高齢者が多くなるなかで、正しく副作用を知っておく必要がありますが、高齢者の場合、副作用の出方も、それぞれ異なることが多く、また副作用ではなく疾病そのものからくる症状の場合も多々ありますので、**介護職の観察力**が重要になってきます。

そのことからもまず、観察します。

❷ しっかりと記録をしよう

　ある利用者にここ 3 か月間生じている右手・右足の振戦が、病気の症状なのか、薬の副作用からくるものなのか、あるいは表現できない感情が身体の異常となって現れたのかについて、多職種で議論を行うことになりました。その症状の原因を見きわめるのに、重要な要素として、**何時から、どのくらいの頻度で、体のどの場所に、どのような状態の時に、どのくらいの揺れで起きるのか**、またそれが**日常生活にどのように影響を与えているか**、ということを取り上げました。こうしたことがしっかり記録されていることで、パーキンソン病が疑われるのか、薬の副作用が疑われるのかを考えるための判断材料になるのです。

❸ 連携の中心は伝達

　よく観察を行ったあと、明瞭簡潔に記録を残し、必要に応じて医療関係者やサービス事業者に簡潔に伝達します。明瞭簡潔に伝えるための必要事項を以下に示しました。

① 症状に関する記録例

①　何時から（4・5 日前から）
②　どのくらいの頻度で（毎朝）
③　体のどの場所に（体全体に）
④　どのような状態の時に（前の晩、風邪症状のひどい時に）
⑤　どのような異常が（眠気が）
⑥　その異常が、日常生活にどのように影響を与えているか（活動性の低下と転倒の危険性）

　以上のことなどを、記録しておきます。

② 薬に関する記録例

① 何という名前の薬を（後発品の薬が多くなり、似たような名前の薬が増えています。薬の名前は、お薬情報やお薬手帳に記載されています）

② 何のための薬を（高血圧治療薬、睡眠薬（すいみんやく）等：これらはお薬情報やお薬手帳に記載されています）

③ いつ（食前、食後、寝る前（ベッドに入る前、歯磨き等ナイトケアをする前））

④ 何錠（じょう）

⑤ どのくらいの量の飲み物（水、白湯、ジュース）で服用したのか

⑥ 定時薬なのか、臨時薬なのか

⑦ どのような剤形（ざいけい）か（内服薬、外用薬等）

以下は、これらを踏まえて記録した例です。

> Aさんは1週間前から風邪気味で、息子にドラッグストアで総合感冒（そうごうかんぼう）薬（やく）を買ってきてもらいました。
> その薬と医師から通常処方（しょほう）されている薬を合わせて、夕食のあと、息子に飲ませてもらいました。
> 翌朝、ヘルパーが朝食の準備のケアに入ったところ、Aさんはなかなか起きてきませんでした。そのため、急遽（きゅうきょ）、訪問診療の医師に臨時訪問をお願いしました。
> 診察の結果、Aさんは、風邪症状があったために飲んだ総合感冒薬（そうごうかんぼうやく）の抗ヒスタミン薬と睡眠薬（すいみんやく）の相互作用によって、午前中まで眠気が残っていたと考えられました。医師によると、脳出血（のうしゅっけつ）の再発や高血圧治療薬の副作用の可能性も考えられるとのことでした。今後も経過を観察して記録を残すように主治医から依頼されました。

こうした内容が連絡ノートに残っていると、かかわる支援者全員で情報が共有できます。このように記録はとても重要です。

③ 伝達する項目例

　それから、何を、誰に伝達するかもきちんと整理しておく必要があります。

１）何を
① 　薬に関する項目
② 　症状に関する項目

２）誰に
① 　サービス提供責任者
② 　ケアマネジャー
③ 　緊急性のある時は、直接医療関係者（医師・看護師・薬剤師）

３）方法は
① 　記録用紙を郵送・FAX 等
② 　電話
③ 　口頭
④ 　ICT の活用

４）気をつけること
① 　できるだけ簡潔に
② 　薬の名前は間違いなく
③ 　緊急性を見きわめて
④ 　薬は、服薬時の水分、食べ物、サプリメント、一般用医薬品とも相互作用がある
⑤ 　服薬の時間も効果に関係する
⑥ 　剤形（ざいけい）によって、効果発現までの時間が異なり、作用時間も変わる

❹ まとめ

　ここでは、観察・記録・伝達について触れてきましたが、高齢者の一番身近にいる介護職が、利用者の変化をいつも感じ取ることができ、そして、変化を感じたならば、そのことをいち早く、医療関係者

に伝えることが、今後増え続けるであろう医療的依存度の高い利用者の命を守ることにつながります。

　本章でみてきた副作用は、実際のところ、病気からくる症状なのか薬の副作用による症状なのか、区別のつかない場合が数多くあります。また「副作用が出たから」といって、すぐに薬をやめられない場合もあります。

　しかし、現場で毎日高齢者とかかわっている介護職が、最初に高齢者の変化に気づくことができます。薬の副作用の可能性を感じたら、すぐに医師や薬剤師に相談してください。

　表4－1は高齢者の日常生活動作に影響を及ぼす症状と、その症状を引き起こすリスクのある薬をまとめています。こうした知識の引き出しをたくさんもっていることによって、高齢者が安心して介護を任せられる環境づくりができるのです。

表4－1　高齢者の日常生活動作に影響を及ぼす副作用

症状	副作用をもつ薬
転倒	パーキンソン病治療薬、高血圧治療薬
脱力感	鎮痛薬、筋弛緩薬、パーキンソン病治療薬、高血圧治療薬、利尿薬、胃薬
食欲不振	パーキンソン病治療薬、麻薬、抗てんかん薬、鎮痛薬、強心薬、高血圧治療薬、利尿薬
眠気・不眠	抗ヒスタミン薬、鎮痛薬、パーキンソン病治療薬、利尿薬、鎮咳薬、胃薬
せん妄・幻覚	向精神薬、抗不安薬、胃薬
排泄障害	高血圧治療薬、パーキンソン病治療薬、抗ヒスタミン薬、鎮咳薬、胃薬
出血	血栓予防薬
視覚異常	抗コリン薬、抗不安薬、パーキンソン病治療薬、強心薬、高血圧治療薬、利尿薬、鎮咳薬
震え	向精神薬、抗ヒスタミン薬、鎮咳薬、胃薬
めまい	向精神薬、鎮痛薬、パーキンソン病治療薬、抗ヒスタミン薬、強心薬、高血圧治療薬、利尿薬、鎮咳薬、胃薬、排尿治療薬
呼吸抑制	麻薬、睡眠薬、筋弛緩薬、高血圧治療薬

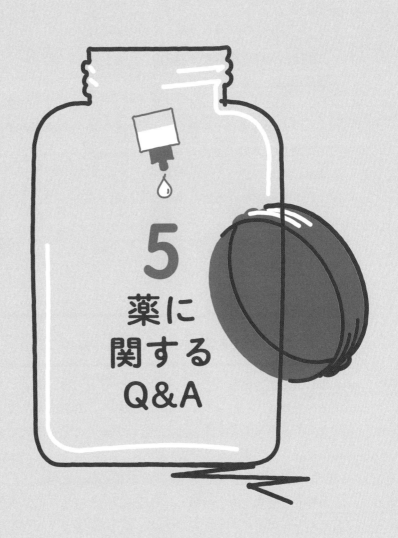

5
薬に
関する
Q&A

1 薬を飲み忘れてしまったら？

　医師から処方された薬を、決められた量、決められた時間に飲むことが大切ですが、高齢となり、もの忘れが進むなかで、「飲み忘れ」が生じます。

　もし飲み忘れてしまっても、

・2回分を一緒に飲むのはNG！

・服用回数から判断しましょう。

　1日3回服用の薬は、服用予定時間より、それほど経過していなければ、すぐに服用しても構いませんが、次に服用する時間は、おおよそ4時間以上あけてもらいます。1日2回服用の薬は、目安として8〜10時間あけてもらいます。1日1回服用の薬は、少し時間が過ぎてしまっていても、服用して構いません。そして、次に服用する時間は目安として18時間以上あけてもらいます。

2 2回分の薬を飲んでしまったら？

　施設であれ、在宅であれ、薬を2回分飲ませてしまったという相談をよく受けます。担当をしている介護職は、当然かなり慌てており状況をうまく説明できません。まずは落ち着くことが先決ですが、そのうえで、

・2回分飲ませた場合、何の薬かを確認しましょう。

　高齢者の場合、薬が一包化されており、1回分に数種類の薬が入っていることがあります。まずは、お薬情報によって処方されている薬が何かを確認して医療職に連絡をしましょう。服薬後、意識混濁、脈

等の循環器への影響、めまい、ふらつき等の急性期症状が現れた場合
は、医師、薬剤師、看護師等の医療職に連絡し、指示を仰ぎます。

③ 食前薬を食後に飲んでも大丈夫？

人材不足が蔓延する施設で服薬支援をしている介護職から、手間を
考えて食前の薬を食後に飲ませたいという声をよく聞きます。

・食前薬は食事前に飲むことで最大限の効果を発揮します。

食前に飲む薬は、吸収時の食事による影響や肝臓においての代謝
等、より少ない量で、より効果的に薬が効くように設計されていま
す。例えば、糖尿病治療薬は食直前に薬を服用して、食後の血糖値の
上昇を抑えます。

また、食欲増進薬や吐き気止めなどは当然食事の前に飲みます。

漢方薬は、空腹時に一番効果があるといわれ
ていますので、食事の約30分前に服用します。
食後血糖改善薬は、食事による糖質の吸収を遅
らせます。この薬は食事と混ざり合うことで効
果が現れるため、食前に飲まなければ効果があ
りません。

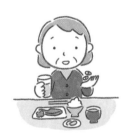

④ 薬は何で飲むの？

相互作用の説明をしましたが、水以外のジュースやカフェイン入り
のエナジードリンク等の場合、飲み合わせの悪い薬もあります。

・水か白湯で薬を飲むのがもっとも無難です。

現在では、口のなかでラムネのように溶けて水なしでも飲める薬も

発売され、D錠、OD錠、RM錠、RPD錠等があります。これらは、短時間で錠剤が口のなかで溶けて飲み込むことができますので、心臓病等で、水分量が制限されている高齢者や飲み込みの悪い嚥下障害のある方には非常に便利な薬です。また、これらは苦味を消すミントやオレンジの味がついて飲みやすくなっています。

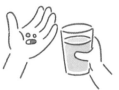

　口のなかで溶けやすくなっていますが、吸湿性があるのが難点です。

5 薬はかじっても大丈夫？

　利用者のなかには、薬をかじってしまう方がいますが、かじっても効果は一緒だろうと、気にしない介護職がいます。

・薬には、さまざまな剤形があり、それぞれ理由があります。

　カプセルに充填されている薬は苦味があったり、色が濃かったりするなど、カプセルに入っているだけの理由があります。

　また、腸溶錠という胃酸の強い胃では溶けず、中性の腸で溶けるように作られた錠剤、徐放錠といって少しずつ薬が溶けるような薬もあります。このような薬はかじってはいけません。逆に、チュアブル錠（咀嚼錠）のように噛み砕いて飲む薬もあります。

　錠剤が喉につまる危険を回避するために作られた薬もありますが、噛み砕くことで、より効果が出る薬もあります。

　嚥下障害の患者に薬を調剤する時、主治医から薬剤師に対して、錠剤の粉砕の指示が出ることがあります。その場合、薬剤師は、その薬が粉砕しても効果が変わらないのか？　安定性は変わらないのか？苦味などの味覚への影響はないのかなどを、考慮して調剤します。

　以上のような影響がある場合は、医師と相談して内容を変更したり、剤形を変更したりして、より効果の出る方法を考えます。このこ

とを考えながら、介護職は医療職に常に情報を提供していきます。

6 誤薬があった時の対処法は？

　誤薬があってはいけませんが、在宅では、いろいろなサービス事業者が時間単位でサービスを提供しています。そうした入れ替わる時間であったり、あるいは認知症や高齢世帯であることが、リスクを生んでしまい、連携をしていても思わぬ事故が起こり得ます。

　医療的依存度の高い要介護者や認知症の高齢者が増えていく介護現場では、医療関係者や薬剤師との、より緊密な連携が重要になってきます。

・誤薬があった時は、冷静に対処します。

　緊急性も含めて、事故発生時の連絡の形態をきちんと決めておきます。そして、ケアマネジャーもそうした内容をケアプランに盛り込みます。取り決めておいたとおり、冷静に行動することが大切ですが、その冷静な対処をするためにも、基本的な知識は欠かせません。薬の基礎知識や最低限の**共通言語**、副作用の知識などは積極的に学んでおきましょう。

7 服薬後の尿の色が いつもと違う

　オムツ交換の時に、尿の色がいつもと違うのですが、と質問されることがあります。

・薬を飲むことにより、尿の色が変わる可能性があります。

　尿の色が変わるのは、薬を飲んだすべての人に起こるわけではありません。変色の原因は、薬そのものの色の場合、薬の代謝物による場

合、病気や薬の副作用による場合が考えられます。

なお、尿の変色の可能性もお薬情報に書かれています。

・黄色：ビタミンB₂（フラビタン）
　おうかっしょく
・黄褐色または赤色：センナ、キネダック

・黄色～黄赤色：サラゾピリン

・赤色：セフゾン、アスベリン、セスデン
　とうせきしょく
・橙赤色：リファジン
　おうかっしょく　　　　ちゃかっしょく
・黄褐色～茶褐色、緑色、青色：ミノマイシン
　はくしょく
・珀色または黄緑色：オダイン
　はいいろ
・灰色または黒色：ネオドパストン
　とうおうしょく
・橙黄色：アドナ
　せきかっしょく
・赤褐色：コムタン

⑧ 服薬支援に役立つグッズを教えて

　にんちしょう
認知症や独居の方の場合、間違いなく薬を服用できる工夫がほしい
ところです。例えば、薬を一包化する、日付や服薬時間を入れる、服
用方法・時間によって色分けする、家族やホームヘルパーが服薬介助
を行うなどです。その一環として服薬グッズがあります。

・以下のような服薬グッズがあります。

・お薬カレンダー

・服薬支援ロボット

・お薬取り出し器
　じょうざい
・錠剤クラッシャー

・お薬BOX

・お薬ケース
　　　　　てんがん
・らくらく点眼器

・お薬タイマー　　　　など

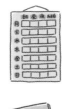

さらに新しいグッズも次々と作られています。こうした工夫をしても、服薬ができない場合は医師に相談し、服用回数・剤形を変更してもらうことも検討してください。

❾ 薬局の活用法を教えて

まずは、連携のなかに、必ず薬局が入っていることが重要です。そして、かかりつけ薬局、在宅の連携薬局をつくりましょう。

●お薬手帳の活用（楽をして守る）

お薬手帳には、どんな薬を、いつ、どこで処方されたか記録されています。以下はお薬手帳の活用の特徴になります。

・薬の重複を避けることができる。

・初めての医師、薬剤師でも状況を把握できる。

・お薬手帳には薬以外のことも書いてある。

・アレルギー歴、副作用歴の項目がある。

お薬手帳は、支援者と連携するための重要なツールです。

薬に関する疾病や薬を把握したうえで服用方法を確認し、支援します。支援後、服薬後の様子を副作用も含めて観察し、記録し、伝達します。

薬の専門家である薬局を上手に活用しましょう。

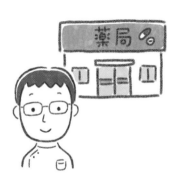

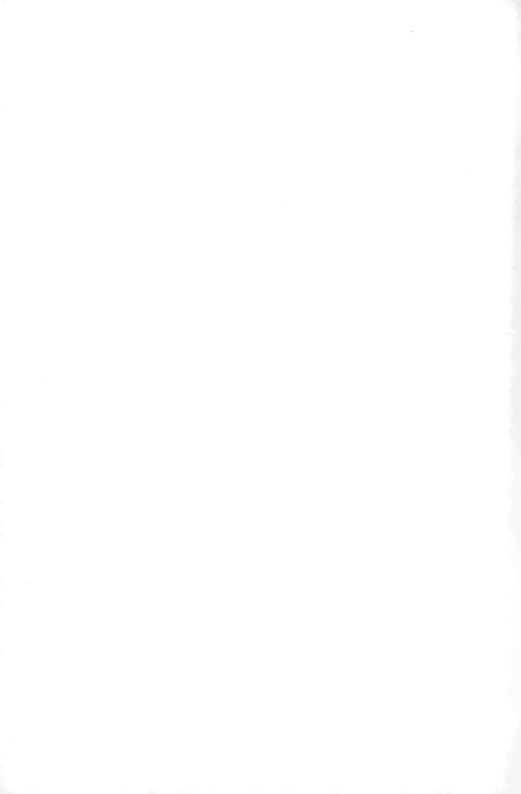

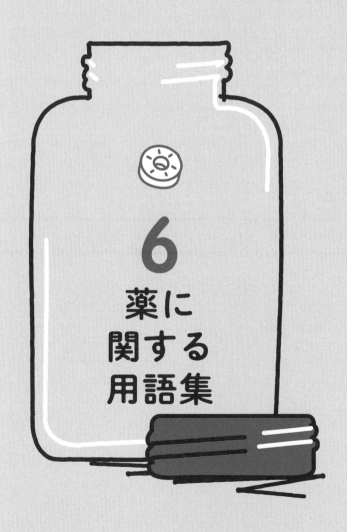

6

薬に関する用語集

1 薬剤・疾患関連用語

あ行

☐ **悪性症候群** p.63

向精神薬の投与や増量、パーキンソン病治療薬の急な減量や中止で起こることのある、重大な副作用です。主な症状は、高熱、発汗、言語障害、嚥下障害、頻脈、筋肉の硬直、手足の震えなどで、命にかかわることもあります。

☐ **安静時狭心症** p.98

寝ている時や安静にしている時に冠動脈が攣縮し、発作が起こります。ストレスや寒さ、飲酒、喫煙などが誘因だといわれています。

☐ **横紋筋融解症** p.128

手足、肩、腰などの筋肉の痛み、手足がしびれる、力が入らない、全身がだるいなどの症状が出ます。進行すると、血尿や腎症になることがあります。

か行

☐ **器質性便秘** p.137

胃や小腸、大腸、肛門などの疾患が原因で起こる便秘のことを指します。

☐ **拮抗薬** p.6

受容体に結合し、本来結合するはずの化学物質やホルモンの働きを遮断する薬です。アンタゴニストともいいます。

☐ **機能性便秘** p.137

機能性便秘には、腸の蠕動運動の低下によって起こる弛緩性便秘、腸の収縮運動が亢進することによって起こる痙攣性便秘、便意を我慢したり、便秘薬の乱用などによって排便のリズムが狂うことで起こる直腸性便秘の3つのタイプがあります。

☐ **口腔内崩壊錠** p.16

口のなかで溶けて、水なしで飲める錠剤のことで、薬品名の末尾にODやDなどの表記がついています。子どもや高齢者、嚥下能力の低下した人などに利便性のある薬です。

☐ **膠原病** p.82

全身的に障害、炎症を生じる疾患で、関節リウマチや全身性エリテマトーデス、血管炎、強皮症、皮膚筋炎、さらに血管炎の一種である結節性多発動脈炎などがあります。

さ行

☐ **作動薬**　p.6

　受容体に結合して化学物質やホルモンと同様の反応を起こさせる薬です。アゴニストともいいます。

☐ **症候性てんかん**　p.64

　脳に何らかの障害や傷（脳炎、髄膜炎、脳出血、脳梗塞、脳外傷等）があることによって起こるてんかんです。

☐ **徐脈性不整脈**　p.98

　脈が遅くなる不整脈です。徐脈では通常、1分間の脈拍が60回未満になり、脈拍が少ないと必要な酸素が全身に行き渡らず、安静時や軽い労作でも、めまいや息切れを起こすことがあります。

☐ **生命関連製品**　p.4

　生命に関連する製品のことで、医療用医薬品などを指します。

☐ **舌下錠**　p.10

　舌下錠は舌の下に入れて使用する薬で、有効成分が口腔粘膜から吸収されることで効果を発揮します。作用時間が非常に速い利点があります。飲み込んだ場合、即効性がなくなってしまいます。

た行

☐ **天然痘**　p.5

　天然痘ウイルスによる感染症で、非常に感染力が強く、かつては世界中で多くの死者を出していました。1980年5月世界保健機関（WHO）により根絶宣言が出され、現在では、一般の人が感染することは基本的にありません。

☐ **特発性てんかん**　p.64

　さまざまな検査をしても異常が見つからない原因不明のてんかんです。

な行

☐ **二次性高血圧**　p.105

　血圧が高くなっている原因疾患が特定できる高血圧のことで、原因疾患は、慢性腎臓病や睡眠時無呼吸症候群などです。高血圧のうち10〜15%は二次性高血圧だといわれています。

は行

☐ **肺炎** p.113

　主に細菌やウイルスに感染することにより、気管支の先にある肺胞が炎症を起こす病気で、原因菌はさまざまです。一番多くみられるのが肺炎球菌によるもので、それ以外にもインフルエンザウイルスや新型コロナウイルスによって引き起こされる場合もあり、高齢者の死因の上位に挙げられます。

☐ **非ステロイド性抗炎症薬（NSAIDs）** p.74

　体内で炎症などを引き起こすプロスタグランジンの生成を抑制し、炎症や痛みなどを抑え、熱を下げる薬です。

☐ **頻脈性不整脈** p.98

　脈が速くなるタイプ（1分間に100回以上）の不整脈です。めまい、立ちくらみ、失神、痙攣といった自覚症状が出ます。

☐ **プロドラッグ** p.75

　体内に入ってから疾患部位に到達するまでの間に、薬効成分が分解されないようにした薬のことで、副作用を軽減したり、薬の持続時間を長くしたりする目的があります。

☐ **変形性膝関節症** p.85

　膝の関節軟骨が加齢に伴ってすり減り、関節内に炎症が起きたり関節が変形したりして痛みや腫れを生じる病気です。はじめは立ち上がりや歩きはじめなど動作の開始時に痛みが現れますが、進行すると階段の昇り降りや正座が困難になり、日常生活にも支障を来たすようになります。

☐ **本態性高血圧** p.104

　原因が特定できない高血圧で、患者の85〜90%を占めています。

ま行

☐ **未病** p.148

　まだ、病気ではないものの、確実に健康から病気に向かっている状態のことで、①検査値に異常はないが、自覚症状がある場合、②自覚症状はないが、検査値に異常がある場合、どちらも未病とされています。

ら行

☐ **レボドパ** p.60

　ドパミンの前駆物質で血液脳関門を通過できる薬剤です。脳内に移行したあと、ドパミンへ変化して脳内のドパミン量を増やします。

☐ 労作性狭心症　p.98

階段を登る、重いものを持つなどの運動時に生じる疾患です。運動時はより多くの酸素が必要なのですが、心臓に血液を送る冠動脈が狭くなっているために十分な酸素が届かないことで生じます。

わ行

☐ ワクチン　p.5

弱毒化した病原体を接種して免疫をつける生ワクチンと、感染力を失わせて病原性を消した病原体を原材料として作った不活化ワクチン等があります。

コラム　未病が健康寿命を延ばす

未病という概念の理解が超高齢社会を生き抜くうえで重要視されてきています。未病の段階で改善をはかり、病気にならないことが大切です。広い意味でいえば、高血圧や糖尿病、脂質異常症なども症状が出ていなければ、未病といえます。これらの病気は症状が出ないと改善する気が起こらず、積極的に治療しない人たちも多いのですが、その結果が心筋梗塞や脳梗塞につながり、健康でいられる寿命を短くし、ひいては命を縮めてしまうのです。未病段階で改善をはかることで長生きできることを、支援者として心がけるとともに、利用者にも伝えていきたいものです。

2 身体構造・神経伝達物質関連用語

あ行

☐ **アセチルコリン** p.70

代表的な神経伝達物質の1つで、中枢神経では、脈拍を遅くしたり、唾液の産生を促す作用があり、末梢神経では、筋収縮に働きます。また、アセチルコリンの活性の低下がアルツハイマー型認知症に関連しているといわれています。

☐ **アデノシン** p.62

化学物質の1つで、睡眠を促す物質（睡眠物質）だといわれています。

☐ **アドレナリン** p.41

神経伝達物質の1つで、ストレスを感じた時などに交感神経を活発にし、心拍数や血圧上昇、発汗を促し、ストレスから身体を守ります。

☐ **アルドステロン** p.41、108

副腎皮質ホルモンの1つで、腎臓に作用してナトリウムと水の再吸収を促進し、血圧を上昇させます。

☐ **アルブミン** p.38

血漿タンパクのなかに存在するタンパク質で、血液を血管内に保持する働きと、さまざまな物質と結合し運搬する働きがあります。

☐ **アンジオテンシンⅡ** p.106

全身の動脈を収縮させるとともに、副腎皮質からアルドステロンを分泌させます。血圧・体液調節に重要な役割を果たしています。

☐ **オレキシン** p.50

さまざまな働きがあるとされ、もっとも中心的な役割は覚醒の維持であると考えられています。

か行

☐ **活性酸素** p.133

体内の免疫機能や感染防御の重要な役割を担いますが、一方で過剰になると細胞傷害をもたらします。

☐ **GABA** p.50

抑制系の神経伝達物質です。脳内の血流を活発にし、酸素供給量を増やしたり、脳細胞の代謝機能を高めたりする働きがあるとされています。また、ノルアドレナリンの分泌を抑制し、血管収縮を弛緩させ、血圧を下げる作用もあるとい

われています。

□ グルタミン　p.65
興奮性の神経伝達物質で、筋肉の分解抑制効果や消化機能のサポート、免疫力アップ、傷の修復などに効果があるとされるアミノ酸です。

□ 血液脳関門　p.60
薬物の血中から脳内への移行を制限する機能です。

□ コルチゾール　p.41
副腎皮質から分泌されるホルモンの1つで、糖新生、タンパク質代謝、脂肪の分解などの代謝の促進などの作用があります。そのほかにも抗炎症および免疫抑制の作用があり、重要なホルモンです。

さ行

□ サイトカイン　p.85
細胞から分泌されるタンパク質で生理活性物質の総称です。周囲の細胞に影響を与えるとされていますが、詳細は不明です。また、サイトカインの過剰産生によるサイトカインストームが知られています。

□ 糸球体　p.41
腎臓のなかで、血液中の老廃物や塩分をろ過し、尿として身体の外に排出する働きをしています。毛細血管が毛糸の球のように丸まってできているので「糸球体」と呼ばれています。

□ シクロオキシゲナーゼ　p.75
アラキドン酸からプロスタグランジンを合成する酸化酵素です。COX-1とCOX-2の2種類があります。

□ 腎小体　p.41
糸球体とボウマン嚢を合わせて腎小体といいます。腎臓のなかに約100万個の腎小体があるといわれています。

□ セロトニン　p.50、53
ドパミン、ノルアドレナリンを制御し精神を安定させる働きのある神経伝達物質です。

た行

□ 体内時計　p.48
24時間周期のリズムを無意識に刻み、日中は活動状態、夜間は休息状態に切り替える機能です。

6 - 2 身体構造・神経伝達物質関連用語

□ 腸内細菌 p.35

大腸内に存在する無数の菌のことです。ビフィズス菌や乳酸菌などの善玉菌が知られています。

□ Ｔ細胞 p.93

ウイルスなどに感染した細胞を排除します。Ｔ細胞には、直接攻撃するキラーＴ細胞、攻撃の戦略を立てて指令を出すヘルパーＴ細胞、キラーＴ細胞の行き過ぎを止める制御性Ｔ細胞の３種類があります。

□ ドパミン p.53

中枢神経系に存在し、感動や快感、意欲に関係しているといわれています。パーキンソン病や統合失調症などと関連していると考えられています。

な行

□ ノルアドレナリン p.41、53

アドレナリンと同様、ストレスを感じた時に分泌される神経伝達物質で、交感神経を刺激し、末梢の血管を収縮させて血圧を上昇させます。

は行

□ 発痛物質 p.74

発痛物質には、ブラジキニン、セロトニン、ヒスタミン、アセチルコリンなどがあります。この物質が、末梢神経にある侵害受容器を刺激することで痛みが生じます。

□ Ｂ細胞 p.93

Ｂ細胞は、抗体を産生する免疫細胞です。

□ 副腎皮質ホルモン p.41

腎臓の上にある副腎から分泌されているホルモン（主にコルチゾール）で、血液にのって身体全体に行き渡り作用します。

□ プロスタグランジン p.75

「痛み、熱、腫れ」などの炎症を引き起こす作用と、発痛物質のブラジキニンによる発痛を増強する作用があります。

□ ボウマン嚢 p.41

糸球体を包む袋のことです。糸球体包とも呼ばれています。

ま行

☐ **マクロファージ**　p.39、84

　免疫細胞の1つで、身体のなかに侵入してきた異物を自分のなかに取り込んで消化します。また、異物の存在をほかの免疫細胞に伝えます。

☐ **メラトニン**　p.52

　季節のリズムや概日リズムの調整作用をもつホルモンです。

☐ **免疫細胞**　p.39

　人体には細菌やウイルスから身体を守る機能（免疫機能）があり、そのために働く細胞が免疫細胞です。

☐ **モノアミン**　p.53

　ドパミン、ノルアドレナリン、アドレナリン、セロトニン、ヒスタミンなどの神経伝達物質の総称です。

☐ **門脈**　p.8

　胃、小腸、大腸、膵臓、脾臓などの腹部の臓器から戻り、肝臓に入っていく静脈のことです。

ら行

☐ **ロイコトリエン**　p.95

　生理活性物質の1つです。気道の炎症を引き起こし、気道を収縮させる作用があります。気管支喘息の原因物質です。

3 その他の関連用語

あ行

□ **アセスメント** p.72、118

　アセスメントは情報収集のことですが、例えば、認知症の不穏行動が出る背景や食べたくない、入浴したくないなどの「～したくない」原因、逆に迷惑な行為を「してしまう」原因は何なのかを探るために、利用者の言動や周辺環境などから情報を集めることも含まれます。普段から利用者に接する支援者が、普段と違うことに気づくことがとても大切です。

□ **オブラート・嚥下ゼリー** p.16

　オブラートは、デンプンで作られる水に溶けやすい可食フィルムで、苦味のある薬や散剤などそのままでは飲みづらい薬を内服する際に使用します。また、ゼリー状のオブラートを嚥下ゼリーといいます。

か行

□ **ガス交換** p.32、37

　身体内に酸素を取り入れ、体外に二酸化炭素を排出することです。

□ **抗菌スペクトル** p.111、155

　抗菌薬が病原微生物のどんな種類にどのくらい有効か、その範囲を示した図表のことです。

□ **骨盤底筋体操** p.142

　骨盤の底（恥骨、尾骨および坐骨の間）に位置する筋肉を「骨盤底筋」と呼び、この「骨盤底筋」を鍛える運動を「骨盤底筋体操」といいます。尿失禁の運動療法の1つです。

さ行

□ **サイレントキラー** p.126

　症状がないのに、進行すると取り返しのつかないことになることから、高血圧を俗称でサイレントキラー（静かなる殺し屋）と呼びます。糖尿病や脂質異常症などもその仲間とされています。

□ **受容体** p.6

　細胞内にあって神経伝達物質やホルモンと結合し、細胞間の情報伝達、細胞内

機能の調節を行います。

☐ 初回通過効果　p.9

薬が全身を循環する前に肝臓を通った際、肝臓の代謝酵素によって代謝されることを指し、ここで代謝されることを考慮して投与量が決められます。

☐ 新型コロナウイルス　p.20、113

2019年12月以降、中国武漢市を中心に発生した「新型コロナウイルス感染症」を引き起こすウイルスで、正式名称をSARS-CoV-2といいます。発熱（37.5℃以上）、喉の痛み、咳、痰などの風邪のような症状で終わる場合が多いとされていますが、なかには高熱、胸部不快感、呼吸困難などが出現し、肺炎へ進展し、死に至る場合もあります。

☐ 心臓病における運動療法　p.103

近年、運動療法は心機能を悪化させることはないことが分かり、心臓病に対しての運動療法として心臓リハビリテーションが積極的に実施されています。速歩やウォーキング、ジョギング、水泳などの軽い有酸素運動を30分以上、週3〜4回程度行うことが推奨されています。

☐ 生活習慣の改善　p.81

生活習慣病と呼ばれる「高尿酸血症」「脂質異常症」「糖尿病」「高血圧」などの疾患がある方は、生活習慣全般の改善、見直しが必要です。特に、①肥満の改善（食習慣の見直し）、②飲酒制限、③軽い運動の3つが重要です。加えて、④水分摂取、⑤ストレス発散の2つを追加して意識できるとより改善効果が高まります。

☐ セルフメディケーション　p.2

自分自身の健康に責任をもち、軽度の身体の不調は自分で手当てするという考え方です。具体的には、軽い不調の際にOTC医薬品を用いて自分で手当てすることなどを指します。

は行

☐ 排尿日誌　p.146

尿量、尿切迫感、尿もれの量・回数などとともに水分摂取量などを記載します。この記録から排尿パターンを知ることで排尿ケアに活用します。

☐ 排便日誌　p.137

排便ケアに活かすための記録でInとOutを記録します。Inは食事の時間・摂取量・内容・状況、水分摂取の時間・量、下剤の種類・量・投与時間などで、Outは排便の周期・時間・量、便の性状、便失禁の有無などです。

☐ 肺胞　p.32

気管支の先端についている直径0.3mmほどの小さな袋のことで、周りを毛細

血管が網目のように取り囲んでいます。酸素と二酸化炭素のガス交換を担っています。

☐ **膀胱トレーニング** p.142

尿意を我慢する訓練で、我慢できる時間を延ばしていくことで、膀胱を自分の意思でコントロールできるようになっていきます。

☐ **ポリファーマシー** p.2

多くの薬を服用することで副作用や相互作用などの有害事象を起こすことをいいます。高齢になると薬の数が増えます（多剤併用）が、それ自体が悪いことではなく、有害事象が起こることが問題となっています。

や行

☐ **予防医学** p.2

予防医学とは、「病気にかからないように予防する」という考え方です。病気にかかってから治すのではなく、日頃から病気になりにくい身体づくりを推進して、健康を維持することを目的としています。

コラム ポリファーマシーへの対応

近年の薬を巡る大きな課題が多剤併用による有害事象（ポリファーマシー）です。

多剤併用が生じるのは、高齢になりさまざまな疾患を抱え、複数の医療機関にかかり、それぞれの受診先から薬が処方されているからです。これを防ぐには、普段から高齢者の身近で支援を行っている介護職が多剤併用に気づき、サービス提供責任者やケアマネジャーにその実態を報告することが大きな1歩となります。その結果、かかりつけ医やかかりつけ薬局が介在し、問題があれば、適正な処方へと戻すことを検討できるのです。

1回に6剤以上飲んでいるような場合を目安に有害事象の可能性を想定し、かかりつけ薬剤師等に相談して、できるだけ服薬回数、服薬錠数を少なくするような提案を主治医にもちかけてもらうことも対応の1つです。

参考文献
・浦部晶夫ほか編『今日の治療薬 2020』南江堂，2020年
・高久史麿・矢崎義雄監、北原光夫ほか編『治療薬マニュアル 2020』医学書院，2020年
・藤澤節子『基礎から学ぶ介護シリーズ 介護者が知っておきたい薬のはたらきとつかいかた』中央法
　規出版，2010年
・藤澤節子編著『【完全攻略】医薬品登録販売者試験合格テキスト 2020年版』中央法規出版，2020年
・藤澤節子『無理なく楽しむ在宅介護シリーズ① 知っておきたい薬の正しい使い方』一般財団法人医
　療経済研究・社会保険福祉協会，2015年

索引

色文字は一般名（商品名との重複含む）、
黒字は商品名です

藤澤節子（ふじさわ・せつこ）
ドレッドノート株式会社・代表取締役
薬剤師、理科一般教員

湘南白百合学園　小、中、高等学校を経て、1973年、北里大学薬学部薬学科卒業。1994年10月より調剤室から在宅に飛び出し、以降、訪問薬剤師として在宅医療に従事。

NPO法人DANKAIプロジェクト副理事長、NPO法人在宅医療・緩和ケアカンファレンス理事、一般社団法人東京ケアマネジャー実践塾・社員、武蔵野市学校薬剤師、武蔵野市薬剤師会・監事

　医療・介護・福祉の連携、高齢者の介護・疾病の予防、子ども達の健康・学力向上をライフワークにしている。

主な著書
『基礎から学ぶ介護シリーズ　介護者が知っておきたい薬のはたらきとつかいかた』中央法規出版，2010年
『【完全攻略】医薬品登録販売者試験合格テキスト2020年版』中央法規出版，2020年
『無理なく楽しむ在宅介護シリーズ① 知っておきたい薬の正しい使い方』一般財団法人医療経済研究・社会保険福祉協会，2015年

介護職必携
症状から理解する
薬のはたらきとつかいかた

2021年5月10日　発行

著　者　藤澤節子
発行者　荘村明彦
発行所　中央法規出版株式会社
〒110-0016
東京都台東区台東3-29-1　中央法規ビル
営　業　　　TEL 03-3834-5817　FAX 03-3837-8037
取次・書店担当　TEL 03-3834-5815　FAX 03-3837-8035
https://www.chuohoki.co.jp/

印刷・製本：サンメッセ株式会社
ブックデザイン：mg-okada
本文イラスト：tomoto

ISBN978-4-8058-8301-3